Piyu Amit Uttamchandani

PCOS i HOMEOPATIA

Piyu Amit Uttamchandani

PCOS i HOMEOPATIA

Terapia alternatywna

Wydawnictwo Bezkresy Wiedzy

Imprint
Any brand names and product names mentioned in this book are subject to trademark, brand or patent protection and are trademarks or registered trademarks of their respective holders. The use of brand names, product names, common names, trade names, product descriptions etc. even without a particular marking in this work is in no way to be construed to mean that such names may be regarded as unrestricted in respect of trademark and brand protection legislation and could thus be used by anyone.

Cover image: www.ingimage.com

Publisher:
Wydawnictwo Bezkresy Wiedzy
is a trademark of
International Book Market Service Ltd., member of OmniScriptum Publishing Group
17 Meldrum Street, Beau Bassin 71504, Mauritius

Printed at: see last page
ISBN: 978-620-2-44738-6

PCOS i HOMEOPATHY

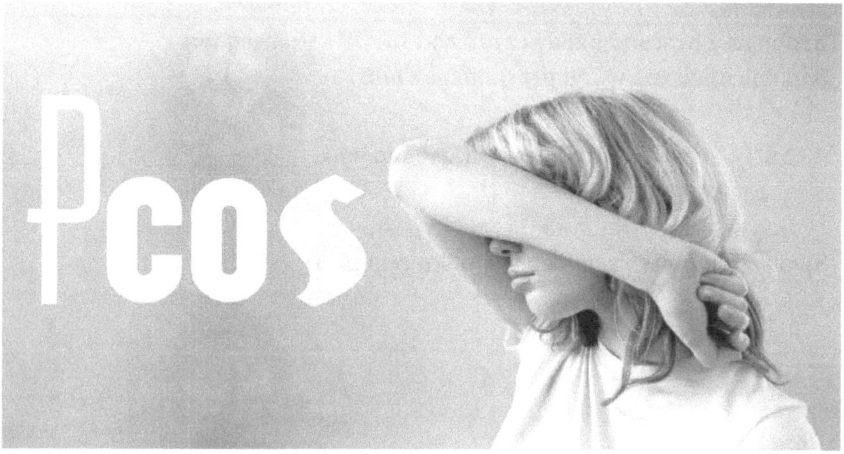

PCOS I HOMEOPATIA - ALTERNATYWNA TERAPIA
Systematyczne i naukowe badania

Autor:

Dr. Piyu Amit Uttamchandani
M.D.Hom

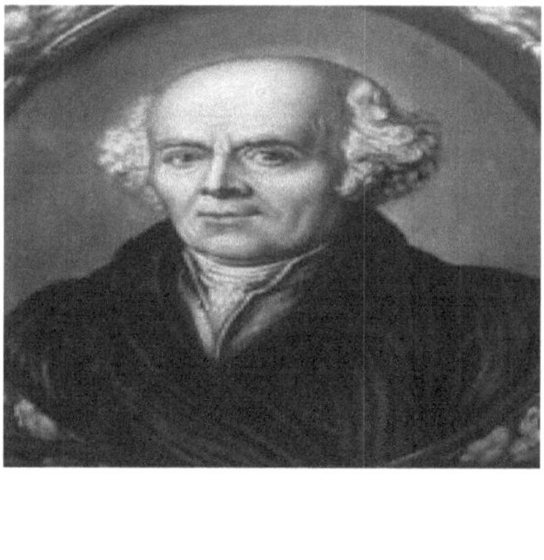

ZESPÓŁ:

Główny autor: Dr. Piyu Amit Uttamchandani
M.D.Hom
(Zrobione z pracami badawczymi nad PCOS i Homeopatią.
Badanie kliniczne w 250 przypadkach plus)

Współtwórca: Amit Shyam Uttamchandani
B.E. (EXTC)
Inżynier oprogramowania
(Sporządzono z iteracją pełnego pliku rękopisu)

Dedykacja:

Dedykowany, dwóm bohaterom mojego życia,

1. Mój ojciec; **pan Mahesh Prataprai Mohanani .**

Najpierw ta książka jest poświęcona mojemu ojcu z ogromną miłością!

2. Mój mąż, **pan Amit Shyam Uttamchandani .**

Do mojego męża. Po pierwsze, potrzebowałbym jego skrajnej współpracy i...

cierpliwości, by nawet podjąć się takiego zadania!

Z Błogosławieństwami:

Późno pan Prataprai S. Mohanani

Mój kochany dziadek.

FOREWORD

Podręcznik PCOS i Homoeopatii ma służyć Homoeopatycznym Studentom i Praktykom. Przygotowując tę książkę, autor zadał sobie ogromny trud, skupiając uwagę na obrazie klinicznym PCOS, Miasmatycznym rozumieniu choroby i Homoeopatycznych Terapiach dla tego samego. Przypadki PCOS leczonych Konstytucyjnymi Lekami Homoeopatycznymi zostały ładnie przedstawione w książce.

W książce obowiązuje zasada: "drobne rzeczy dodają do doskonałości, ale doskonałość nie jest drobną rzeczą".

Gratuluję autorowi Dr.Piyu Amitowi Uttamchandaniemu tego wkładu i życzę oraz mam nadzieję, że książka znajdzie zasłużone zastosowanie i popularność.

Prof. dr D B Sharma
DEAN
Dr D Y Patil Homoeopatyczne Kolegium Medyczne i Centrum Badawcze
Pune.
Maharashtra.
Indie.

FOREWORD

Homoeopatia, założona przez Mistrza Samuela Hahnemanna, holistyczna nauka XXI wieku jest praktykowana przez wielu uczniów i stosowana jest również jako terapia alternatywna w różnych chorobach niezakaźnych. Wraz z rosnącą liczbą badań nad meta-analizą homoeopatii w celu udowodnienia, że nie jest to efekt placebo, różni badacze i społeczność naukowa przyczynili się do tego, że nauka ta stała się jedynie medycyną opartą na dowodach, a nie kwakrem czy mitem.

W takich najnowszych trendach nauczania i badań nad homeopatią, mukowiscydoza (Poly Cystic Ovarian Syndrome - PCOS) jest rozwijającym się wyzwaniem na całym świecie w zakresie leczenia i poprawy jakości życia (QoL) pacjentów. Dr Piyu Amit Uttamchandani, dyrektor holistycznego ośrodka homeopatycznego i inteligentnej kliniki, Pune, wniosła wkład naukowy w swoją książkę "PCOS and Homoeopathy": Alternatywna terapia (Systematyczne i naukowe studium)" i z niestrudzonymi wysiłkami współtwórcy Dr. Aditya Dilipkumar Patil, Podyplomowy uczony, Bharati Vidyapeeth (Uznawany za) Uniwersytet, Homoeopatyczny medyczny kolegium i szpital, pune-43.

Przy moim pierwszym spojrzeniu książka przedstawia racjonalną ideologię i dowody przypadków cudownie wyleczonych homoeopatią. Raporty z sonografii przed i po leczeniu homoeopatii w różnych prezentacjach RPZ sprawiają, żc nauka ta jest interesująca i że osobiście można zastosować jej filozofię jako idealne podejście lecznicze dla ludzkości. Ta książka podkreśla idealne naukowe podejście i rolę homoepatii jako leków opartych na dowodach w paradygmacie rozcieńczeń przepisanych powyżej stałej Avogadro (6.023 X 10-23).

Interesujące byłoby podjęcie ścieżki klinicznej specyficznej dla PCOS w dużych populacjach, jak wcześniej opublikowane streszczenie konferencyjne (autorstwa i

współtwórca) w Meetings Internationale on Traditional and Alternative Medicines przeprowadzonych w Osace (Japonia) czyni badanie bardziej interesującym pod względem naukowego podejścia do leczenia PCOS.

Książka ta może być również wykorzystywana przez różne wydziały homoeopatii, a także przez ginekologów, aby zrozumieć, jak działa homeopatia w PCOS inspirować zmieniających się koncepcji badań ultra wysokich rozcieńczeń. Naukowcy podyplomowi mogą nawet wykorzystać je do zrozumienia modus operandi filozofii homeopatycznej z lekami stosowanymi w leczeniu PCOS.

Prof. dr Arun Bhargav Jadhav
MD (HOM), Ph.D. (Homoeopathic Materia Medica)
Panie dyrektorze,
Bharati Vidyapeeth (uznawany za) Uniwersytet
Homoeopatyczna szkoła medyczna i podyplomowe centrum badawcze,
Pune -43, Maharashtra, Indie.
Email ID - arun_jadhav1234@rediffmail.com

Przedmowa

To jedna z moich książek z serii badań naukowych,

Homeopatia na PCOS. Tom 1.

Definicja PCOS doprowadziła do imponującego wzrostu zainteresowania naukowców tym zaburzeniem, które powinno być dalej ukierunkowane na poprawę zindywidualizowanego podejścia klinicznego, a w konsekwencji strategii terapeutycznych.

W tej książce podsumujemy najistotniejsze i najnowsze doniesienia dotyczące PCOS, krótko omawiając patofizjologię choroby, a następnie zagłębiając się w jej kryteria diagnostyczne.

W całym piśmiennictwie będziemy podkreślać złożoność PCOS w zakresie wprowadzania PCOS, światowej chorobowości PCOS, patofizjologii, diagnostyki, chorób i odpowiedniego, delikatnego podejścia do leczenia, którego wymaga.

To specjalne wydanie ma na celu opublikowanie przełomowych badań, które mogą otworzyć nowe scenariusze i zmienić perspektywę tematu.

Homeopatia działa najlepiej w przypadkach PCOS!

Dr. Piyu Amit Uttamchandani
Email Id-drpiyuchandani@gmail.com

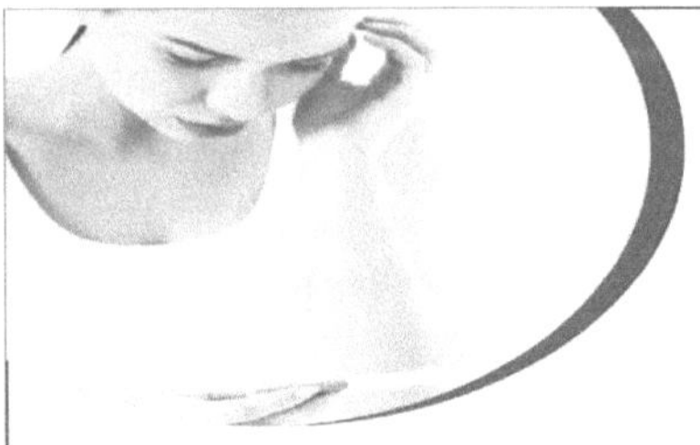

Podziękowania:

Pisanie książki jest trudniejsze niż myślałem i bardziej satysfakcjonujące niż kiedykolwiek mogłem sobie wyobrazić. Nic z tego nie byłoby możliwe bez mojego męża, **"Amit"**. Stał przy mnie podczas każdej walki i wszystkich moich sukcesów.

"Bardzo chcę podziękować mojemu mężowi, **Amit**. Dziękuję!"

Jestem wiecznie wdzięczny;
Do moich rodziców, **matki, pani Mala Mahesh Mohanani** i **ojca,**
Pan Mahesh Pratap Mohanani, który nauczył mnie dyscypliny, twardej miłości, manier, szacunku i wielu innych rzeczy, które pomogły mi odnieść sukces w życiu. Naprawdę nie mam pojęcia, gdzie bym była, bez ich nauk i ogromnej miłości.

Chciałabym wyrazić moje szczególne podziękowania dla mojej nauczycielki, **dr AmarSinha Nikam,** która dała mi inspirację do praktykowania homeopatii, co pomogło mi również w wielu badaniach i dowiedziałam się o tak wielu nowych rzeczach, że jestem im naprawdę wdzięczna.

Chciałbym wyrazić moje szczególne podziękowania dla **Dr.D.B.Sharmy,** dziekana Dr.DYPatil Homeopathic Medical College and Research Center, Pune, Maharashtra, Indie, który uprzejmie zgodził się napisać przedmowę(1) z jego pracowitego harmonogramu, który oświeca koncepcję tej książki.

Pragnę również wyrazić moje szczególne podziękowania dla **Dr. Arun Bhargav Jadhav,** Dyrektor, Bharti Vidyapeeth Homeopathic Medical College, Pune, Maharashtra, Indie, za złożenie przedmowy (2) .

"Podziękowania dla wszystkich w moim **zespole wydawniczym."** Szczególne podziękowania dla **Tatiany Botnari**, redaktor naczelnej wydawnictwa, Omniscriptum, Scholars Press Europe.

Chcę podziękować:
Moja ojcowska babcia **Smt.Devi Pratap Mohanani.**
Mój pradziadek, **Mohandas S. Uttamchandani.**
Wszyscy moi bracia: **Pravin Mohanani i Prashant Mohanani**.

Szczególna miłość do **Daksha, Parineeti, Veera i Netra!**

Chciałbym wyrazić moje specjalne podziękowania dla współautora; **Dr Aditya Dilipkumar Patil**, która wykonała niestrudzone wysiłki w pracy badawczej ze mną!

Chcę podziękować przede wszystkim **lordowi Krysznie i Radha-Raniemu,** ponieważ bez Boga nie byłbym w stanie tego wszystkiego zrobić.

Dr. Piyu Amit Uttamchandani.

Spis treści

Zespół policystycznych jajników:

Skrócony PCOS

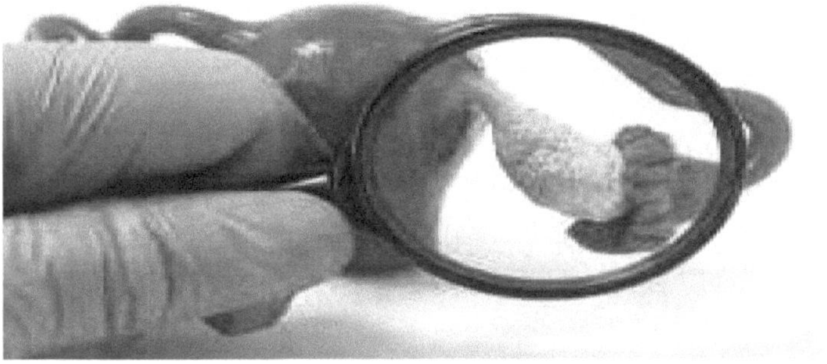

Zespół policystycznych jajników (PCOS) jest **złożonym zaburzeniem endokrynologicznym.**

Charakteryzuje się **zaburzeniami reprodukcyjnymi i metabolicznymi** i jest najczęstszą przyczyną **niepłodności jajników na** świecie.

Dostarczanie podstawowych informacji na temat PCOS:

Zespół policystycznych jajników (POLYCYSTIC ovary syndrome - PCOS) wydaje się być powszechnym zaburzeniem endokrynologicznym u kobiet w wieku rozrodczym.

Charakteryzuje się przewlekłą anowulacją i hiperandrogenizmem i może być **klinicznie** wyrażona z hirsutyzmem, trądzikiem lub łysieniem androgenowym.

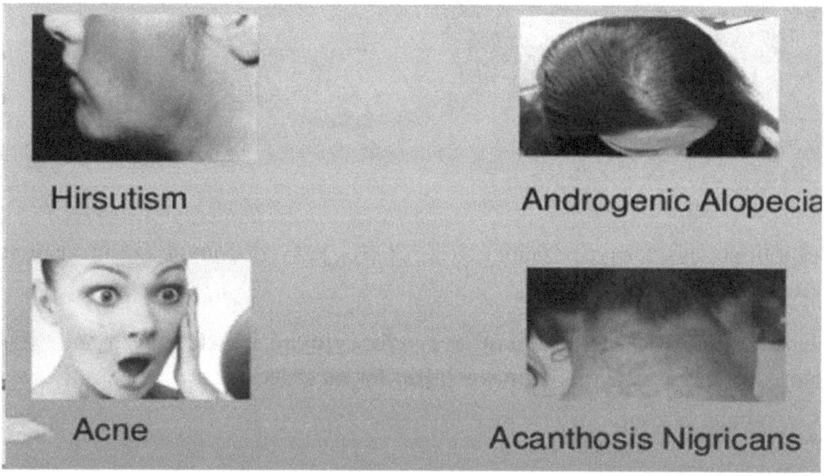

Rodzaje PCOS:

1. Hiperandrogenizm: cykl normalny; PCO w ultradźwięki.
2. Normalne androgeny; Oligo - Anowulacja, normalne USG.
3. Hiperandrogenizm, oligo-innowacja; normalne USG.
4. Hiperandrogenizm, oligo-innowacja; PCO w ultradźwięki.

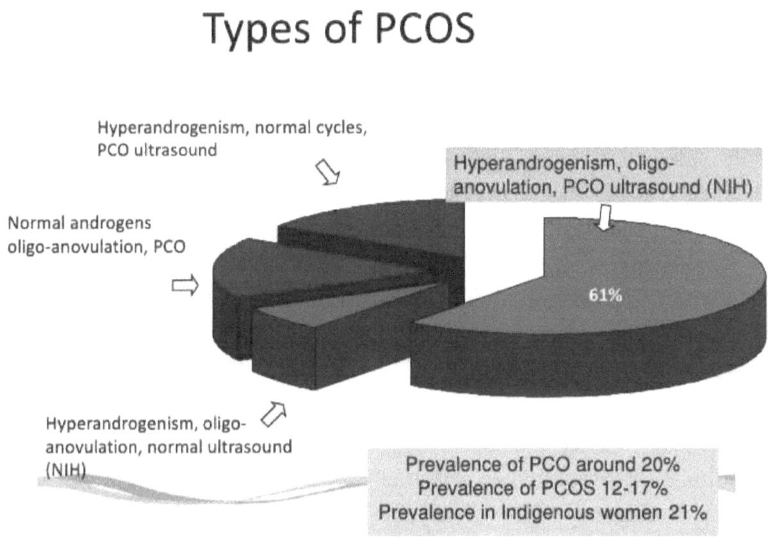

<u>Powszechny wiek początku:</u>

Częstym wiekiem początkowym jest okres **dojrzewania**.

Powszechny czas diagnozy: od ^{2} **do ^{4} dekady życia.**

Niektóre objawy mogą pojawić się już **przy menarche.**

Historia odkrycia zespołu policystycznych jajników:

Stein i Leventhal są uważani za **pierwszych badaczy** zespołu policystycznych jajników (PCOS);

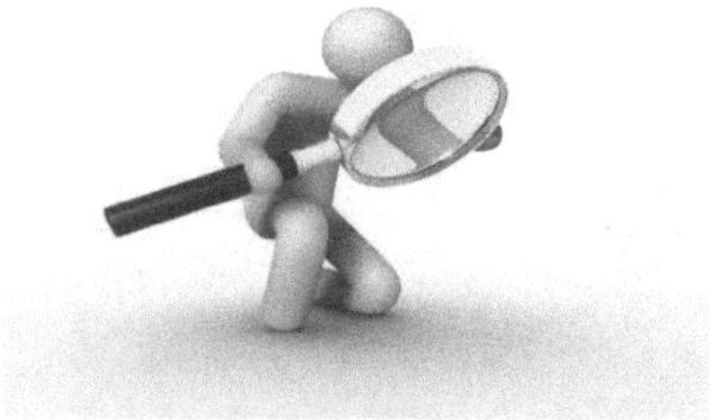

Jednak w 1721 roku **włoski naukowiec** Vallisneri opisał zamężną, niepłodną kobietę z lśniącymi jajnikami o białej powierzchni i wielkości jaj gołębi. (Histologia PCOS)

Zmiany sklerocystyczne w jajniku opisane przez Chereau, 1844 Opis klasy brodatej kobiety z DM, Achard/Thiers 1921 1935-Stein i Leventhal opisali cechy 7 hirsutów, amenorrheic women based on the characteristic ovarian morphology from histological specimens taken at clinge resection of the ovaries Paper on 75 women who underwent biling klinge resections, almost 90% of whom began to have spontaneous menstrual cycles and 65% of those seeking fertility conceived (Stein,Cohen and Elson 1948)

Laparotomia i biopsja klinowa stały się podstawą diagnozy i leczenia (Goldzieher i Green l962).

Kolejny kamień milowy w diagnostyce nastąpił w późnych latach 60. i wczesnych latach 70. z obrzękami w **osi podwzgórzowo-przysadkowej**.

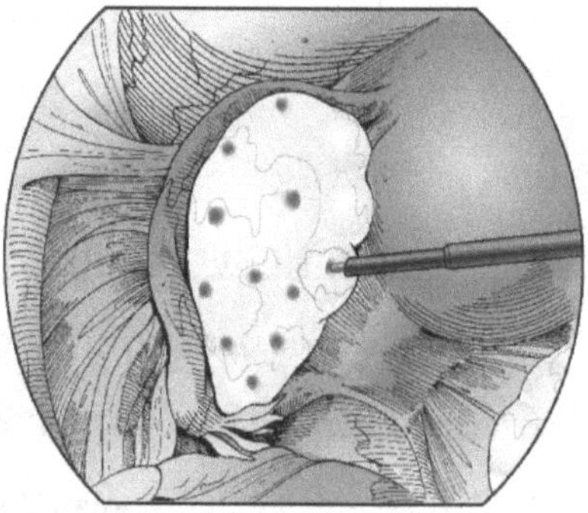

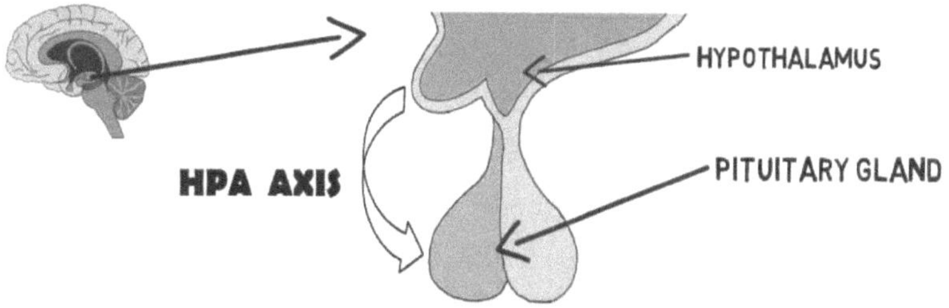

Do diagnozy wykorzystano kryteria endokrynologiczne, takie jak podwyższony stosunek LH/FSH .

USG miednicy mniejszej w latach 90-tych i 90-tych (najpierw sonografia jamy brzusznej, a później pochwy) skomplikowały rozpoznanie - RPZ/PCOS

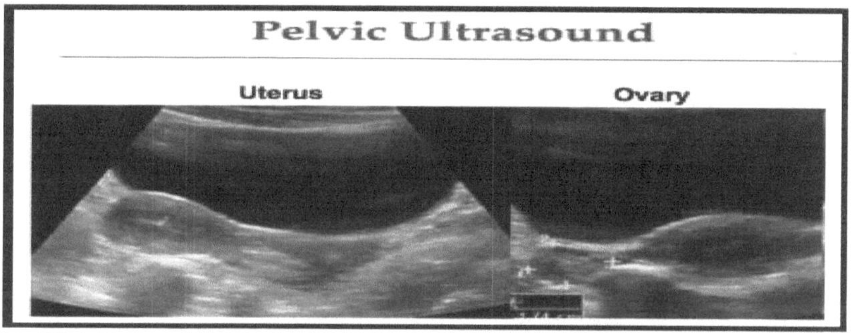

1990 Kryteria NIH ustanowione dla PCOS 2003 ESHRE/ASRM(Rotterdam, Holandia) uzgodniona definicja PCOS, która obecnie obejmuje możliwość wykorzystania jajników wielopierścieniowych w ramach diagnostyki. 2006 Grupa zadaniowa powołana przez Androgen Excess Society

Wniosek:

Tak więc dopiero na początku lat 90. w Narodowym Instytucie Zdrowia (NIH), sponsorowanej przez niego konferencji na temat PCOS, zaproponowano formalne kryteria diagnostyczne, a następnie w dużej mierze je wykorzystano.

Wielu naukowców próbowało wyjaśnić patofizjologię PCOS i przeprowadzono wiele badań.

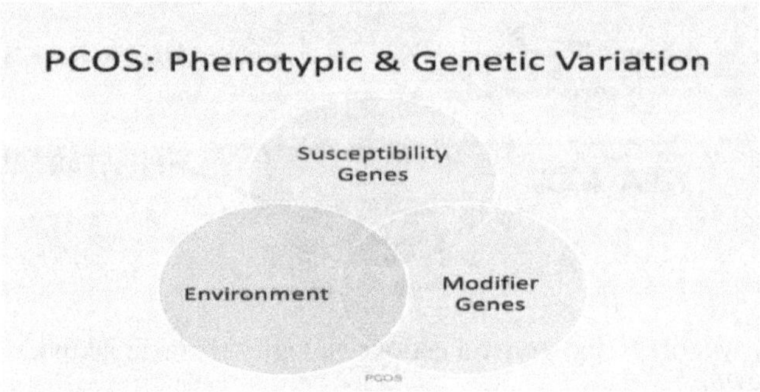

Obecnie przyjmuje się, że jest on wieloczynnikowy, częściowo genetyczny; jednakże szereg

postulowano geny kandydackie.

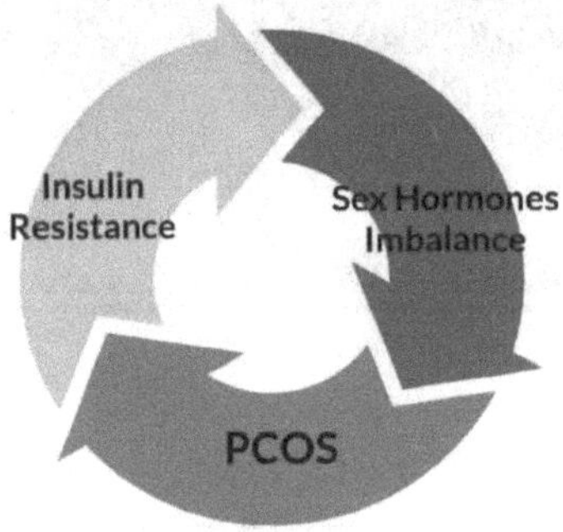

Insulinooporność jest konsekwentnie stwierdzana u wielu kobiet z PCOS, zwłaszcza u tych z hiperandrogenizmem, ale nie jest uwzględniana w żadnym z kryteriów diagnostycznych.

Odniesienie: https://www.ncbi.nlm.nih.gov/pubmed/28791833

Ogólnoświatowa dystrybucja PCOS:

Wiadomo, że szczególnie w oparciu o pochodzenie i segregację geograficzną, populacje świata różnią się pod względem fizycznym, behawioralnym i społecznym ze względu na naturalną selekcję genów i adaptację do warunków środowiskowych, które następnie wpływają na fenotyp choroby.

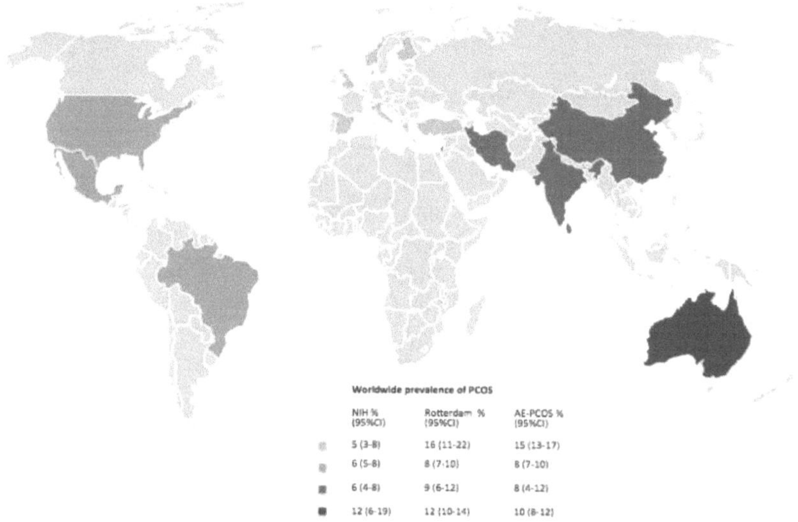

Pojawiają się dowody, że pochodzenie etniczne jest ściśle związane z fenotypem PCOS ze względu na różną genetyczną i środowiskową skłonność do aberracji metabolicznych i hormonalnych.

Już w 1992 r. stwierdzono, że otyłość i hirsutyzm są związane z pewnymi czynnikami genetycznymi, a co za tym idzie, pochodzenie etniczne kobiet z PCOS musi być brane pod uwagę w badaniach badających parametry metaboliczne.

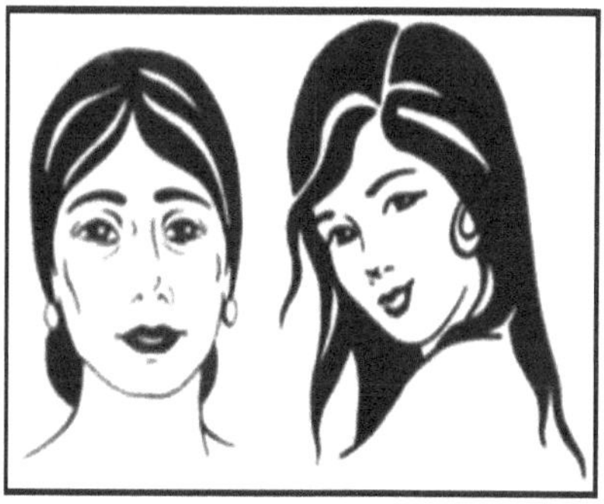

Nowe badanie sugeruje, że kobiety latynoskie z PCOS na ogół prezentują najcięższe fenotyp zarówno pod względem hiperandrogenizmu, jak i cech metabolicznych, natomiast

Niehiszpańskie kobiety czarne wykazują ogólnie łagodniejszą prezentację kliniczną PCOS niż latynosi i niehiszpańskie kobiety białe w odniesieniu do niektórych aspektów.

Table 1

Estimated prevalence of PCOS in unselected female population

Ethnicity	Estimated prevalence (%) of PCOS in general female population (with 95% CrI)		
	1990 NIH	2003 Rotterdam	2006 AES
White (Caucasian)	5.5 (4.8–6.3)	-	-
Black (African-American and Afro-Brazilian)	7.4 (6.3–8.7)	-	-
Chinese	-	5.6 (4.4–7.3)	-
Middle East (Iranian and Turkish)	6.1 (5.3–7.1)	16.0 (13.8–18.6)	12.6 (11.3–14.2)

Kobiety kaukaskie mieszkające w USA i Europie są mniej narażone na rozwój PCOS niż kobiety mieszkające na Bliskim Wschodzie, podczas gdy kobiety czarne (większość z nich to Afro-Amerykanki i Afro-Brazylijki) są najbardziej narażone na rozwój PCOS.

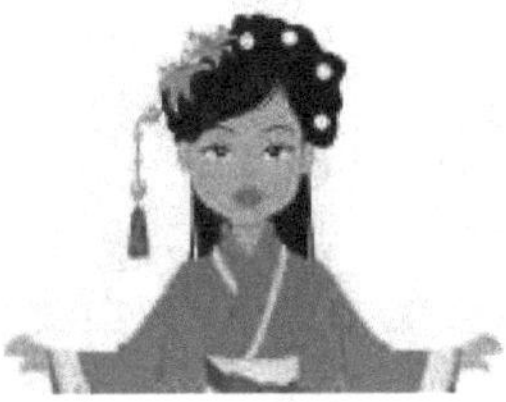

Sugerowano, że chińskie kobiety są w mniejszym stopniu narażone na PCOS w porównaniu z innymi grupami etnicznymi.

Ogólnie rzecz biorąc, spodziewalibyśmy się, że według tego samego kryterium diagnostycznego PCOS, kobiety chińskie są w najniższym stopniu narażone na rozwój PCOS, a następnie w kolejności rosnącej za sprawą kobiet kaukaskich i kobiet zamieszkujących Bliski Wschód, przy czym kobiety czarne są najbardziej narażone na rozwój tego zespołu.

Kobiecy układ rozrodczy:

Kobiecy układ rozrodczy jest jednym z najważniejszych elementów ludzkiego procesu rozrodczego.

Chociaż do rozmnażania potrzebny jest mężczyzna, to jednak to kobieta inkubuje rozwijający się płód i wydaje dziecko na świat.

Samice rodzą się z dużą ilością potencjalnych komórek jajowych (żeńskich komórek płciowych, zwanych również komórkami jajowymi). Jednak dopiero po rozpoczęciu dojrzewania, zwykle w wieku około 12 lat, komórki te są wystarczająco dojrzałe, aby podtrzymywać życie. Komórki dojrzewają regularnie, ale tylko jedna z nich jest wypuszczana co miesiąc, aż kobieta osiągnie menopauzę. Menopauza często zaczyna się między 45 a 55 rokiem życia.

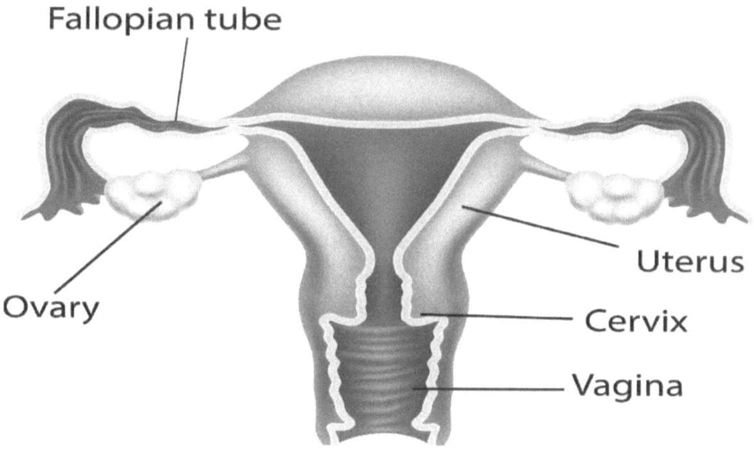

Do głównych organów żeńskiego układu rozrodczego należą:

Uterus :

Macierzyca jest częścią żeńskiego układu rozrodczego, która wspiera rozwijające się dziecko. Jest to pusty, gruszkowaty organ umieszczony w miednicy pomiędzy pęcherzem a odbytem. Macica jest zdolna do przechodzenia w czasie ciąży dużych zmian wielkości i rozwoju. U samicy, która nigdy nie miała dzieci, macica waży 30-40 g, mierzy 7,5 cm szerokości i 2,5 cm grubości. Jest ona ciągła z jajowodami i pochwą.

Macica jest podzielona na:

- Ciało - górna część macicy.
- Szyjka macicy - wąska dolna część macicy, która jest ciągła z górną pochwą.

Ściana macicy wykonana jest z trzech warstw:

- Zewnętrzna warstwa serozy (perymetria)
- Środkowa warstwa mięśniowa (myometrium)
- Wewnętrzna warstwa błony śluzowej (endometrium)

Warstwa mięśniowa jest ważna dla zapewnienia macicy siły oraz dla inicjowania silnych skurczów podczas porodu dziecka. Wyściółka endometrium buduje się z naczyń krwionośnych i tkanek, aby przyjąć zapłodnione jajo każdego miesiąca. Jeśli nie dojdzie do ciąży, podszewka ta pęka i przechodzi proces zwany menstruacją (okresem).

Krew w macicy pochodzi z macicy i tętnic jajnikowych. Żyły macicy podążają za tętnicami i tworzą sieć po każdej stronie szyjki macicy. Nerwy do macicy pochodzą z sieci macicy.

Rurki fallopianowe :

Są to cienkie rurki, prowadzące od jajników do macicy. Są one ważne przy przenoszeniu jaj z jajnika do macicy. Proces ten jest niezbędny do zapłodnienia i wstępnego rozwoju dziecka. Rury fallopianowe mają długość 10-12 cm i są podzielone na cztery główne obszary:

- Infundibulum: Jest to lejkowa część rurki obok jajnika. Istnieją palcowe przedłużki (fimbry), które wystają w kierunku jajnika. Pomagają one w przedostaniu się jaja do macicy.
- Ampulla: Segment, w którym zazwyczaj odbywa się nawożenie.
- Isthmus: Wąski segment jajowodów, obok macicy.
- Segment macicy: Część jajowodu przymocowana do ściany macicy.

Jajnik :

Zazwyczaj samice mają dwa jajniki, które funkcjonują głównie w celu produkcji jaj i wydzielania hormonów (w tym estrogenów i progesteronu). Uwolnione hormony pomagają regulować dojrzewanie jajeczek i pomagają w wytwarzaniu zmian cielesnych w okresie dojrzewania. Jajniki są przymocowane do specjalnych więzadeł (płatów twardej tkanki) oraz do macicy.

W miarę jak samice rozwijają się w łonie matki, każdy jajnik posiada pewną liczbę niedojrzałych (młodych) jaj. W okresie dojrzewania jaja dojrzewają i są uwalniane z jajników podczas owulacji. Krew w jajniku pochodzi z naczyń krwionośnych zwanych tętnicami jajnikowymi.

Cervix: Szyjka macicy jest częścią żeńskiego układu rozrodczego, która łączy macicę (łono) z pochwą.

Jest to najbardziej dolna część macicy i składa się z silnych mięśni.

Funkcją szyjki macicy jest umożliwienie przepływu krwi menstruacyjnej z macicy do pochwy i kierowanie plemników do macicy podczas stosunku.

Otwór kanału szyjki macicy jest zwykle bardzo wąski. Jednak pod wpływem hormonów ciała i nacisku głowy płodu, otwór ten podczas porodu rozszerza się do około 4 cali (10 cm), aby umożliwić narodziny dziecka.

Jeśli otwór jest luźny, jak zaobserwowano u niektórych kobiet, może to prowadzić do poronień w czasie ciąży.

Vagina :

Pochwa jest rurą mięśniową o długości 6-7,5 cm, która prowadzi od macicy na zewnątrz ciała. Ściana pochwy składa się z wewnętrznej warstwy tkanki, pośredniej warstwy mięśni i zewnętrznej warstwy tkanki. Wilgoć i wilgotność powierzchni pochwy jest osiągana przez śluz z szyjki macicy. Zewnętrzna warstwa wykonana jest z włókien elastycznych, naczyń krwionośnych, naczyń limfatycznych i nerwów. Elastyczne włókna nadają pochwie wytrzymałość i sprężystość.

Funkcje pochwy to: kopulacja (wpuszczanie penisa podczas stosunku płciowego), dopuszczanie krwi menstruacyjnej do opuszczenia ciała oraz rodzenie.

Patofizjologia:

PCOS : Choroba wieloaspektowa:

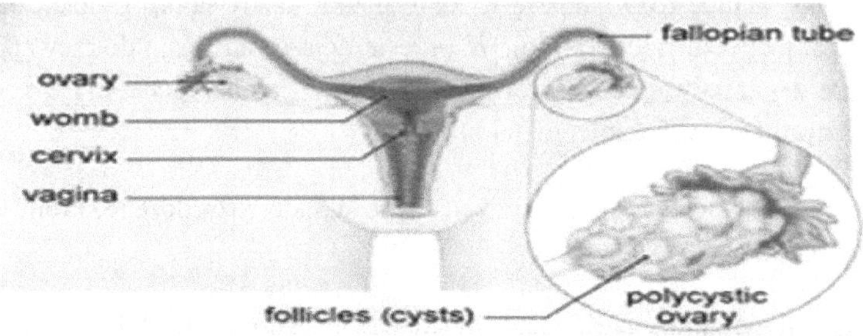

Najlepsze zrozumienie patofizjologii PCOS traktuje je jako wielopłaszczyznową chorobę polegającą na niekontrolowanej steroidogenezie jajników, nieprawidłowym sygnalizowaniu insuliny, nadmiernym stresie oksydacyjnym i czynnikach genetycznych/środowiskowych.

OVARY

Podstawowe zasady

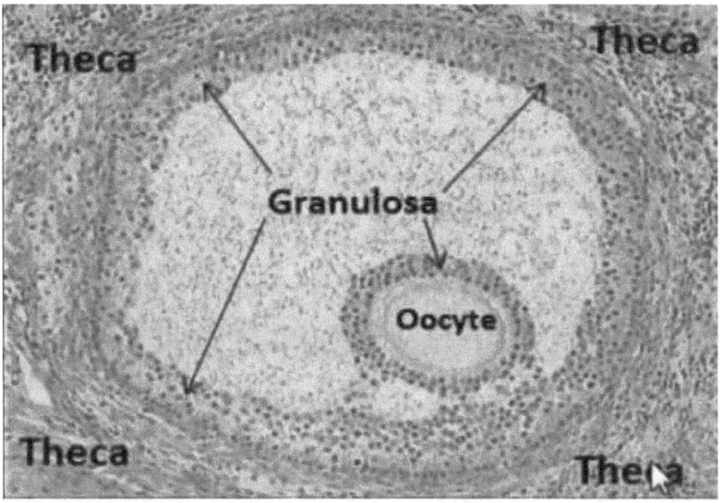

➢ Ovary's **functional unit** are called **Follicles.**

➢ Follicle contains an **Oocyte,** Surrounded by **Granulosa cells & Theca cells.**

- LH acts on → **Theca cells** → **Androgen** synthesis
- FSH stimulates → **Granulosa cells** to Convert Androgen to **Estradiol** → **Drives (Proliferative phase)**
- **Estradiol surge** induces an **LH surge,** which leads to **Ovulation.**

➢ **After ovulation,** the residual follicle becomes a **Corpus Luteum** → **Progesterone** → Drives the **(Secretory phase)** which prepares the endometrium for possible pregnancy.

➢ **Degeneration** of follicles results in **follicular cycts.** Small number of follicular cysts are common in women and have no clinical significance.

Badania dały ogólne pojęcie o patofizjologii PCOS:

U pacjenta z PCOS pierwotne wady są widoczne w organizmie z 2 perspektywami.

1. Odporność na działanie insuliny
2. Względna nierównowaga w poziomach LH i FSH

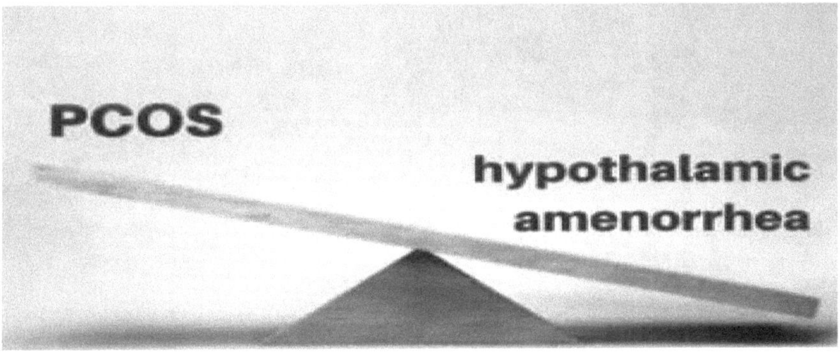

Osoba z PCOS może mieć insulinooporność. To znaczy komórki wśród twój ciała nie reagują na insulinę hormonu brać up glukozę dla use energii. Ponieważ glukoza nie jest zużyta na energię, powoduje ona magazynowanie glukozy, co powoduje przyrost masy ciała.

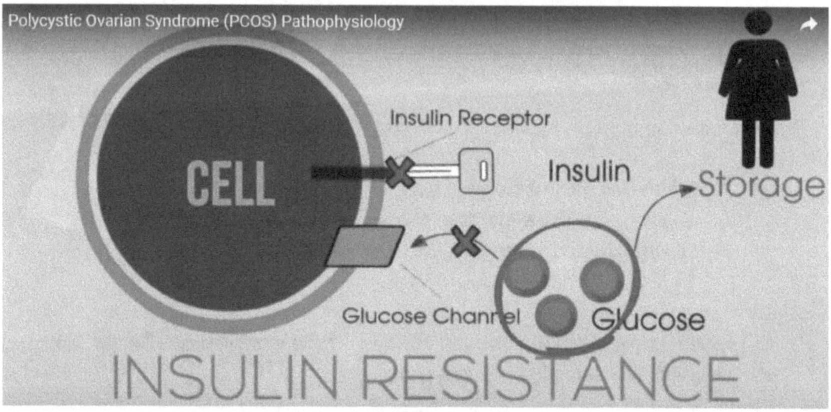

Ostatecznie nadmiar insuliny w organizmie spowoduje, że jajniki zwiększą produkcję androgenów. To może prowadzić do anowulacji.

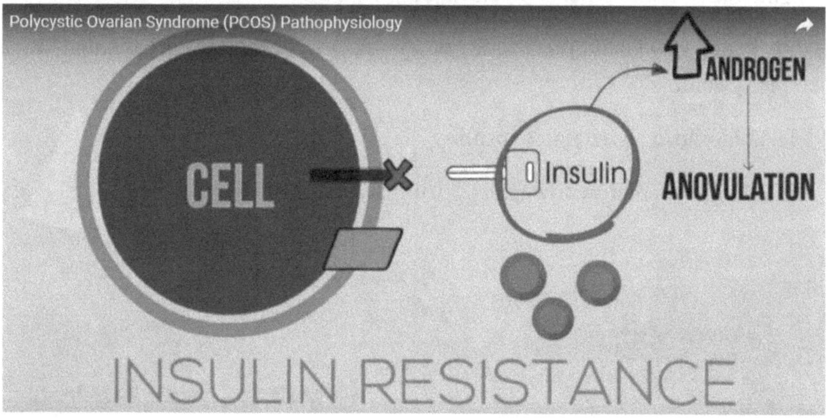

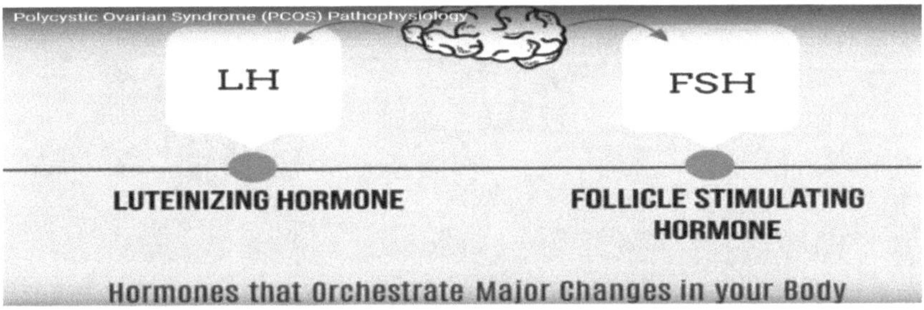

Ponadto 2 główne hormony przysadki mózgowej LH i FSH, orkiestrują

Poważne zmiany w organizmie, są niezbędne dla reprodukcji.

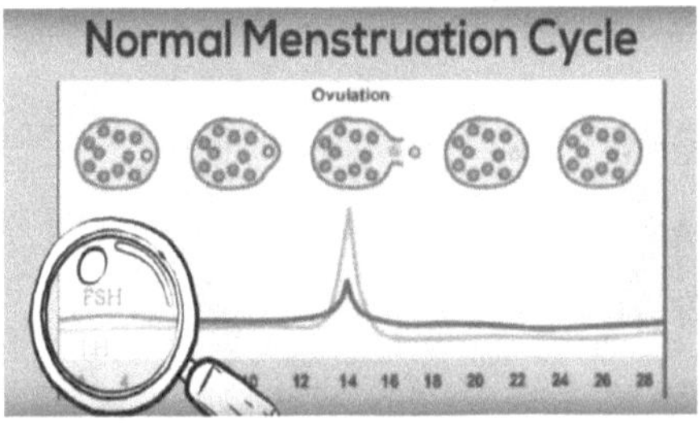

LH & FSH, aby być w precyzyjnej równowadze wymaganej w celu uniknięcia komplikacji.

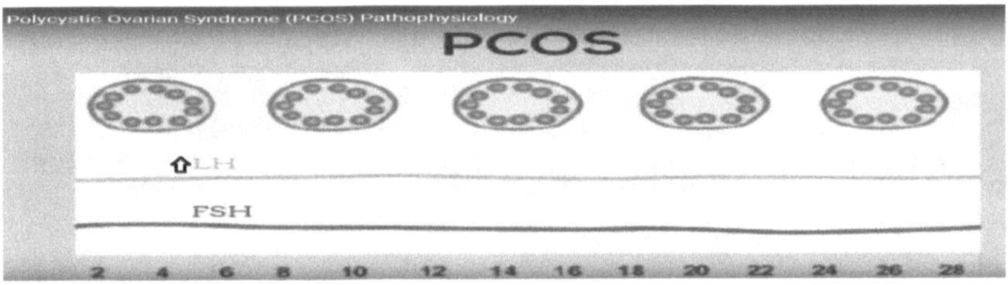

W PCOS; występuje wzrost LH niż FSH, który wytwarza nadmiar substratów androgenów, co podnosi poziom testosteronu, który jest związany z nadmiarem włosów na twarzy.

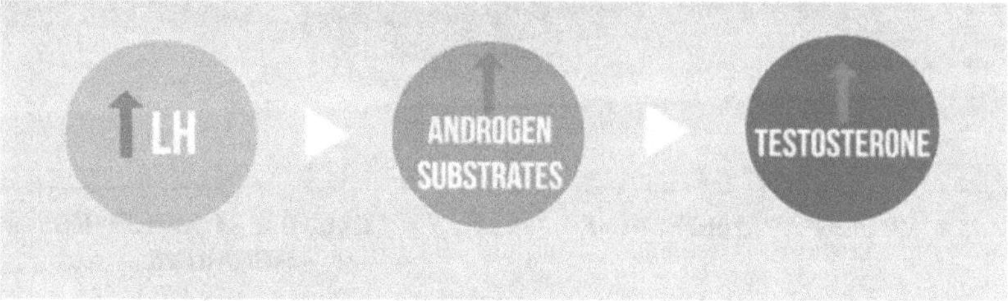

Ponadto, w przypadku obniżenia poziomu FSH, jajniki nie są stymulowane do dojrzewania jajeczka i ostatecznie nie dochodzi do owulacji.

To jest powód, dla którego kobiety z PCOS mają trudności z poczęciem i doświadczają nieregularnego cyklu miesiączkowego.

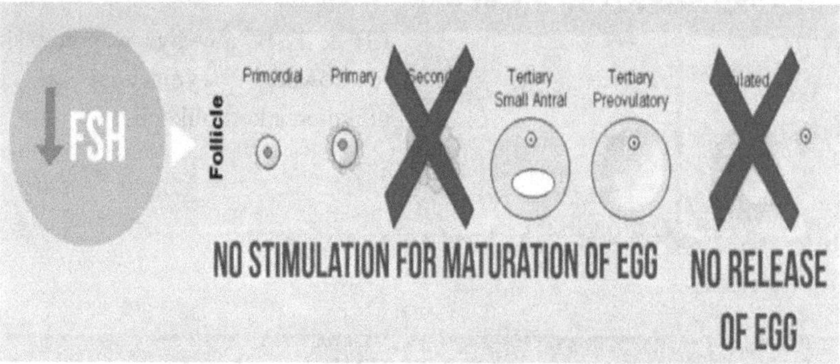

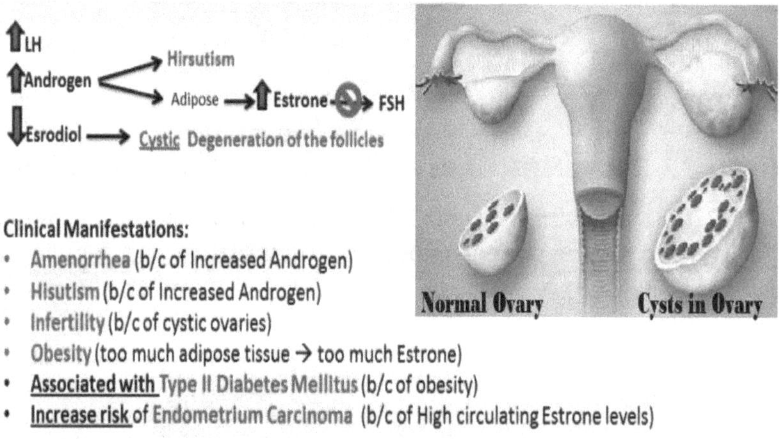

Typy cysty jajnikowej:

Cysty jajnikowe mogą być klasyfikowane w zależności od tego, czy są odmianą normalnego cyklu miesiączkowego, określaną jako torbiel czynnościowa lub pęcherzykowa.

Cysty jajnikowe uważa się za duże, gdy mają ponad 5 cm i za olbrzymie, gdy mają ponad 15 cm. U dzieci torbiele jajników sięgające powyżej poziomu pępka są uważane za olbrzymie.

Funkcjonalne:

Cysty czynnościowe tworzą się jako normalna część cyklu miesiączkowego. Istnieje kilka rodzajów cyst:

- Torbiel pęcherzykowa, najczęstszy typ torbieli jajnika. U kobiet przechodzących menstruację, podczas owulacji pęknie pęcherzyk zawierający jajo - niezapłodnione jajo. Jeśli tak się nie stanie, może pojawić się torbiel pęcherzykowa o średnicy większej niż 2,5 cm.
- Cysty ciałka luteum pojawiają się po owulacji. Ciało luteum jest pozostałością pęcherzyka po przeniesieniu jajnika do jajowodów. Zwykle ulega on degradacji w ciągu 5 do 9 dni. Ciało luteum, które ma więcej niż 3 cm jest definiowane jako mukowiscydoza.
- Cysty Theca luteiny występują w warstwie zwałowej komórek otaczających rozwijające się oocyty. Pod wpływem nadmiernej ilości HCG, komórki płciowe mogą rozmnażać się i stać się mukowiscydozą. Zazwyczaj jest to na obu jajnikach.

Niefunkcjonalny

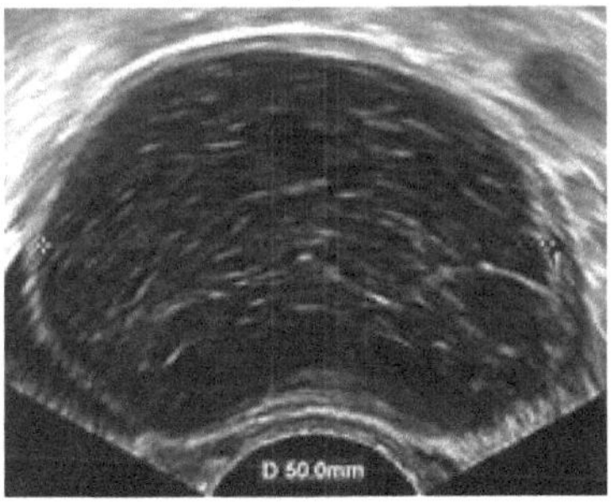

Przezpochwowa ultrasonografia krwotocznej torbieli jajnika, prawdopodobnie pochodzącej z torbieli ciałka luteum. Koagulująca krew nadaje zawartości pajęczyny wygląd.

Ultrasonografia przez pochwę wykazuje endometriomię 67 x 40 mm, z nieco ziarnistą zawartością.

Niefunkcjonalne cysty mogą zawierać następujące elementy:

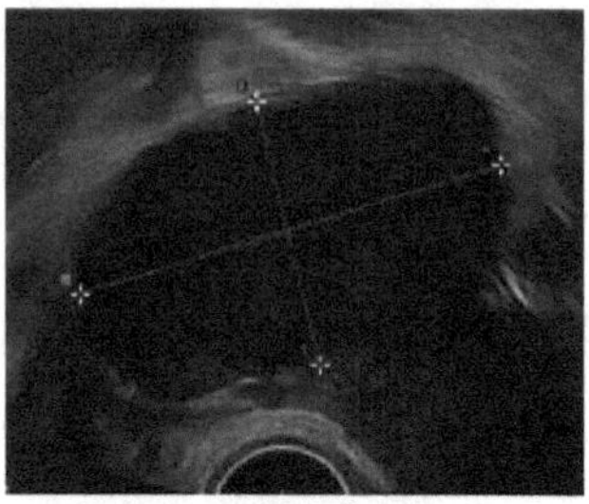

•Jajnik z wieloma torbielami, które mogą występować u normalnych kobiet, lub w obrębie zespołu policystycznych jajników
•Cysty powodowane przez endometriozę, znane jako cysty czekoladowe
•Krwotoczna torbiel jajnikowa
•Torbiel skórna : woreczek na jajnikach, który może zawierać włosy, tłuszcz i inne tkanki.

Cystadenoma surowy jajnika (serous cystadenoma): również (mniej dokładnie) znany jako **cystadenoma surowy**, jest najczęstszym nowotworem jajników, reprezentującym 20% nowotworów jajników, i jest łagodny.

Ma bardzo powierzchowne podobieństwo do najczęstszego rodzaju raka jajnika (surowy rak jajnika) pod mikroskopem, jednak (1) jest praktycznie niemożliwe do pomieszania z jego złośliwym odpowiednikiem (surowy rak), i (2) nie ma wspólnych cech genetycznych nieokreślonych guzów surowych, zwanych również surowymi *guzami granicznymi*, które mogą przekształcić się w surowy rak.

- **Mucinous cystadenoma jajnika** : Mucinous cystadenoma jajnika jest łagodnym guzem, który powstaje z nabłonka powierzchniowego jajnika. Jest to torbiel wielookularowa o gładkiej powierzchni zewnętrznej i wewnętrznej. Ma tendencję do ogromnych rozmiarów.
- **Torbiele paraowarialne** : **Torbiele paraowarialne** (PTC) (znane również jako torbiele **paraowarialne** lub **hydatyd Morgagni**) są to torbiele wypełnione płynem nabłonkowym w cystyce przylegającej do jajowodu i jajnika. Terminy te są stosowane zamiennie.
- **Cystic adenofibroma** : **Cystadenofibroma jajnika (CAF)** jest stosunkowo rzadkim, łagodnym nabłonkowym guzem jajnika, w którym włóknisty ząb pozostaje dominującym składnikiem nowotworu.
- Borderline tumoral cysts:

Borderline ovarian tumors (BOT) są guzy nabłonkowe jajników zarówno złośliwe i niezłośliwe aspekty. Z jednej strony charakteryzują się one proliferacją komórkową i atypiami jądrowymi, ale z drugiej strony zwykle nie wykazują naciekającego wzorca wzrostu.

Kryteria diagnostyczne PCOS:

Diagnostic Criteria of PCOS

NIH 1990	Rotterdam 2003	Androgen Excess Society 2006
Must Include	Two of the following 3	Must Include
Chronic anovulation	1.Oligo/anovulation	Ovarian dysfunaction
Clinical and/ or	2. Clinical and/ or	Oligo/anovulation
Biochemical signs	Biochemical signs	Polyctic ovaries on USG
of hyperndrogenism	of hyperndrogenism	Androgen Excess
	3. Polyctic ovaries	Hirsutism
	on USG	Hyperandrogenemia

Scenariusz PCOS w INDII:

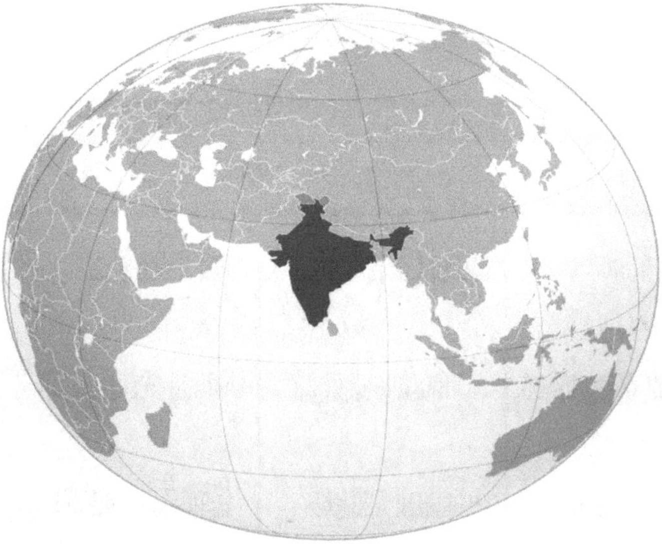

W INDII przeprowadzono niewiele badań.

Badania przeprowadzone w południowych Indiach i Maharasztrze wykazały, że przewaga PCOS (według kryteriów rotterdamskich) wynosi odpowiednio 9,13% **i 22,5% (10,**7% według kryteriów Androgen Excess Society).

Odniesienie:

nhp.gov.in

PCOS I PODEJŚCIE HOMEOPATYCZNE:

Przy takim rozpowszechnieniu PCOS stosuje się wiele terapii hormonalnych w celu przywrócenia fazy owulacyjnej w stadiach menstruacyjnych. W takiej terapii efekty uboczne wiążą się z różnymi powikłaniami wtórnymi.

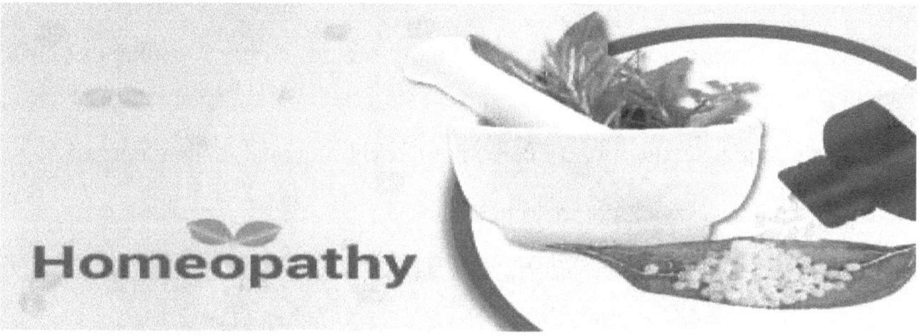

Homeopatia jest takie przypadki wykazały cudowne wyniki, które przyniosły fazę owulacyjną w regulacji z samicami do zapłodnienia. Wyniki te oparte są na dowodach z badania ultrasonograficznego i eseju hormonalnego.

Założyciel Homeopatii:

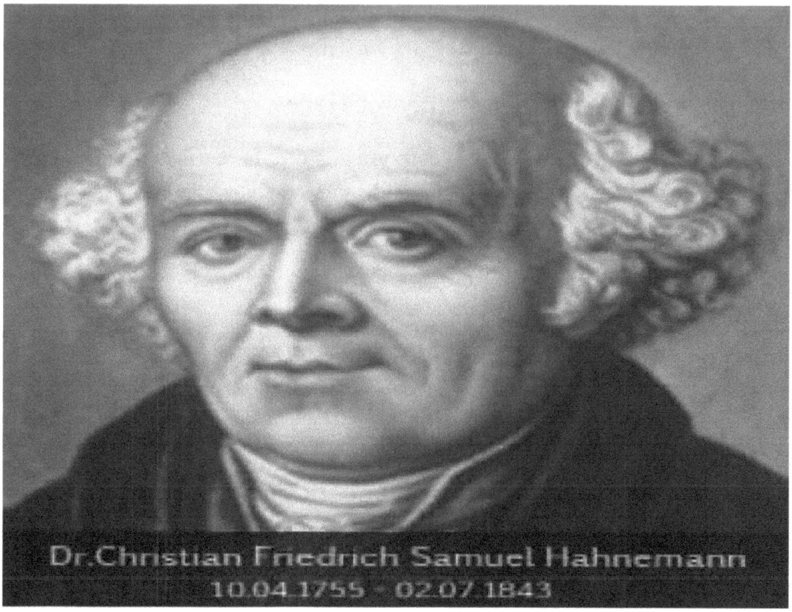

Samuel Hahnemann, założyciel homeopatii, był utalentowany w wielu dziedzinach:

O ile nam wiadomo, Hahnemann jest jedyną osobą w historii, która przewidziała cały system medycyny, a następnie w pełni rozwinęła go w potężne i praktyczne narzędzie w ciągu jednego życia.

Na początku definicja wyleczenia wydaje się prosta; najpierw znikają objawy pacjenta.

Homeopatia ma znacznie wyższe cele niż to, leki homeopatyczne ulepszają

życie pacjenta na wszystkich poziomach.

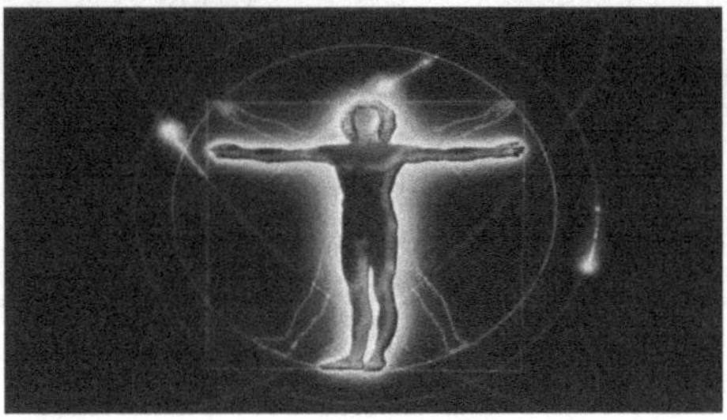

Pojęcie zdrowia i uzdrowienia w homeopatii opiera się na sile energii w organizmie nazywanej siłą życiową / siłą życiową.

W zasadzie szukamy przecieku w ich żywotnej sile.

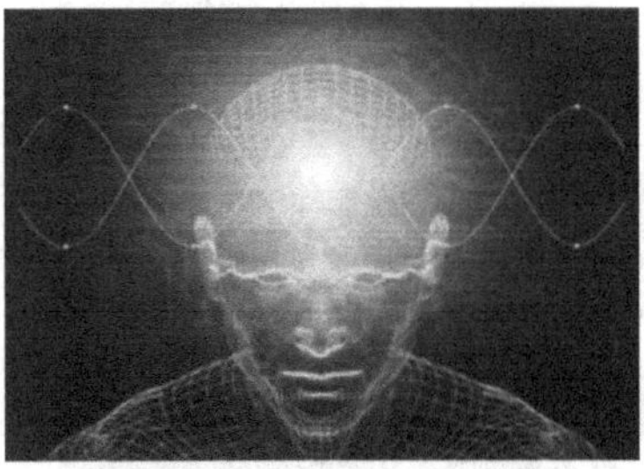

Patrzymy na całą osobę, która cierpi z powodu tego wycieku i na to, jak ciało go wyraża.

Zwracamy się do całej osoby, a nie tylko do organu czy części.

Leki homeopatyczne stymulują;

Oś podwzgórzowo-przysadkowa-owarska wzmacnia tym samym układ odpornościowy i wyzwala naturalne uwalnianie hormonów.

Homeopatia nauka o Nano-Medycynie z filozofią holistycznego uzdrawiania jest obecnie wyjaśniona jako medycyna oparta na dowodach.

Homeopatia w takich przypadkach wykazała cudowne wyniki, które przyniosły fazę owulacyjną w regulacji z samicami do poczęcia.

Wyniki te oparte są na dowodach z badań ultrasonograficznych i testach hormonalnych. Homeopatyczne przyjmowanie przypadków jest kwintesencją zrozumienia jednostki w diagnozowaniu jej osobowości i uczucia do przepisywania similimum.

Homeopatyczne zasady:

Prawo Podobieństw" jest zasadą, na której opiera się praktyka homeopatii.

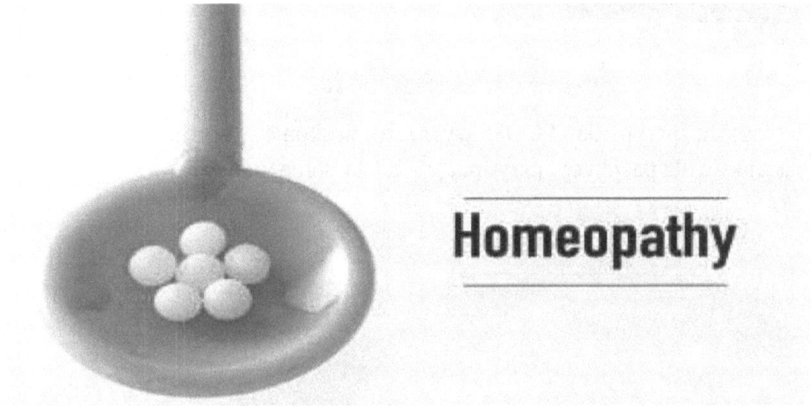

Leki homeopatyczne przygotowywane są metodą potęgowania (1:9 w skali dziesiętnej i 1:99 w skali centymalnej) o stosunku leku do części 1 do części 9 lub 99 części pojazdu używanych jako etanol.

Przy takim seryjnym rozcieńczeniu następujące przypadki PCOS wykazały doskonały rezultat i ekonomiczną opłacalność dla pacjentów przyjmujących leki homeopatyczne.

Case-Study:

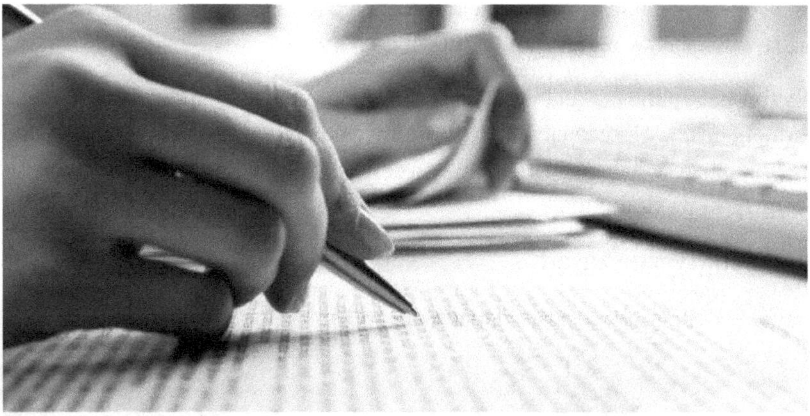

Następujące przypadki PCOS wykazały doskonały wynik i ekonomiczną opłacalność dla pacjentów przyjmujących leki homeopatyczne.

Badania naukowe:

Abstrakt:

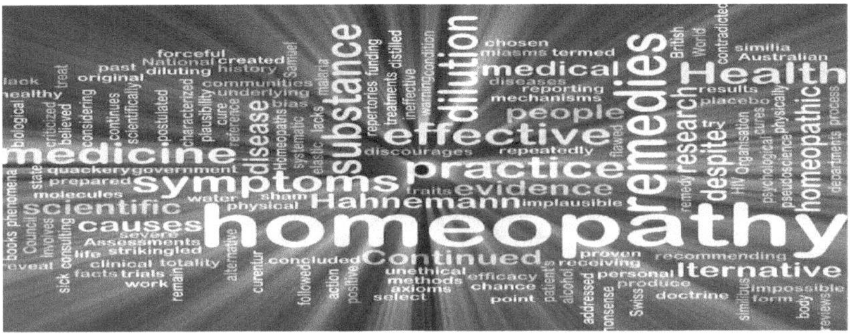

Tło: Homeopatia stara się leczyć holistycznie.

Cel: Określenie skuteczności zindywidualizowanego leczenia homeopatycznego na PCOS.

Metoda: Było to jednoroczne 6-miesięczne badanie pilotażowe z wykorzystaniem projektu studium przypadku. Indywidualne środki homeopatyczne były przepisywane każdemu uczestnikowi przez kilka miesięcy - rok zgodnie z zapotrzebowaniem, a analiza przypadku oceniała zmiany w czasie.

Projektowanie:

W tym badaniu pilotażowym wykorzystano jednoroczny projekt studium przypadku, w którym uczestniczyło dziesięć kobiet w wieku od 22 do 42 lat. Uczestnicy byli rekrutowani za pomocą celowego próbkowania, z wykorzystaniem ogłoszeń na forach społecznościowych oraz na portalach społecznościowych online. Potencjalni kandydaci zostali telefonicznie przeskanowani pod kątem następujących kryteriów włączenia: kobiety w wieku 22e42 lat, które opuściły okres ostatnich 3 miesięcy i zostały zdiagnozowane wyłącznic na podstawic badań.

Uwzględniono kryteria wykluczenia: Samice, które skarżyły się na opuszczone okresy, ale nie przeprowadziły dochodzenia, i/lub na leki homeopatyczne przyjęte w ciągu poprzednich dwóch tygodni.

Wyniki:

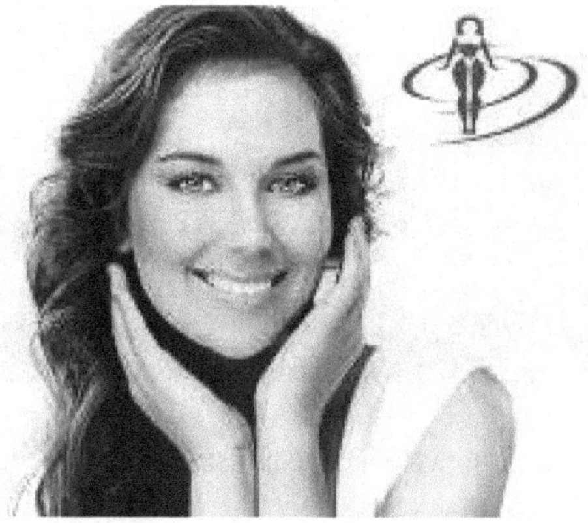

Zindywidualizowane leczenie homeopatyczne ma korzystny wpływ na zmniejszenie objawów i wyrównanie poziomu hormonów poprzez regulację cyklów miesiączkowych w regularnych odstępach czasu. Projekt przypadku pozwalał na zebranie danych jakościowych. Warto zauważyć, że wszystkie uczestniczki biorące udział w badaniu były kobietami indyjskimi, pochodzącymi z podobnych środowisk społeczno-ekonomicznych i znajdującymi się w bliskiej odległości od siebie.

Omówienie sprawy:

Sprawa 1.

Nazwa : Aastha C **Wiek/Sex**:25 lat/F

Zawód: Prace w firmie informatycznej **Data**: 06/03/2018

Skargi szefa:

Nieregularne okresy od 2 lat

Okresy raz na 40-45 dni

Przepływ skąpy przez 2 dni

Ból w okolicy łydki podczas zmysłów.

Historia przeszłość:

H/O Pale krwawiące

Historia rodziny:

Paternal Side: Ojcze: H/O Rak prostaty, DM

Maternal Side: MGF : H/O Malignancy

MGM : H/O DM

Historia osobista:

Dieta: Ogórki +++, kwaśne ++

Awersja: Nieszczególne

Thirsrt : Duża ilość w dużym odstępie czasu. 2-3 litry dziennie.

Eliminacje:

Mocz: Zadowalające.

Stołek: zadowalający

Pot: na całym ciele

Termicznie : HOT

Sen: Nieodświeżający

Sny: Węże, codzienna rutyna

Konstytucja: Otyły zbudowany.

Waga : 70 kg

Historia menstruacyjna:

Menarche w wieku 13 lat

Odstęp czasowy 40-45 dni

Znikomy przepływ przez 3-4 dni

Zakrzepy obecne

Umysł:

Cudowna pacjentka.

Sympatyczny .

Martwiąc się o jej miesiączki.

Gniew gwałtowny. Pamperowałem od dzieciństwa.

Lubi za dużo podróżować

Na obserwacji: Pospieszna mowa

O/E : Badanie około-brzuszne : Twardość obecna w całym brzuchu.

Dochodzenie zakończone:

USG Brzuch. Pokazuje PCOD

Pracuję nad sprawą;

Wybrałem poniżej rubryki jak:

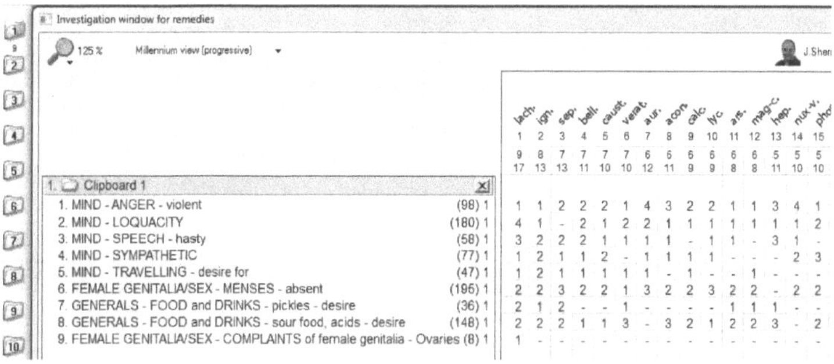
Investigation window for remedies

125 % Millennium view (progressive)

J.Shen

1. Clipboard 1

	lach.	ign.	sep.	bell.	caust.	verat.	aur.	acon.	calc.	lyc.	ars.	mag-c.	hep.	nux-v.	pho
	1	2	3	4	5	6	7	8	9	10	11	12	13	14	15
	9	8	7	7	7	7	6	6	6	6	6	6	5	5	5
	17	13	13	11	10	10	12	11	9	9	8	8	11	10	10
1. MIND - ANGER - violent (98) 1	1	1	2	2	2	1	4	3	2	2	1	1	3	4	1
2. MIND - LOQUACITY (180) 1	4	1	-	2	1	2	2	1	1	1	1	1	1	1	2
3. MIND - SPEECH - hasty (58) 1	3	2	2	2	1	1	1	1	-	1	1	-	3	1	-
4. MIND - SYMPATHETIC (77) 1	1	2	1	1	2	-	1	1	1	1	-	-	-	2	3
5. MIND - TRAVELLING - desire for (47) 1	1	2	1	1	1	1	1	-	1	-	-	1	-	-	-
6. FEMALE GENITALIA/SEX - MENSES - absent (195) 1	2	2	3	2	2	1	3	2	2	3	2	2	-	2	2
7. GENERALS - FOOD and DRINKS - pickles - desire (36) 1	2	1	2	-	-	1	-	-	-	-	1	1	1	-	-
8. GENERALS - FOOD and DRINKS - sour food, acids - desire (148) 1	2	2	2	1	1	3	-	3	2	1	2	2	3	-	2
9. FEMALE GENITALIA/SEX - COMPLAINTS of female genitalia - Ovaries (8) 1	1	-	-	-	-	-	-	-	-	-	-	-	-	-	-

Ostateczna recepta:

Lachesis, jako pacjentka jest Hot, Dreams of Snakes , Ovarian Cyst i ma powinowactwo do kobiecego układu rozrodczego.

Lachesis Mutus 30 Dawka pojedyncza.

SL x 15 dni

Kontynuacja :

16-03-2018 :

Obiektywy pojawiły się 12/03/2018. 3 dni przepływu. Przepływ był skąpy.

Zrzut biały na pochwę obecny.++

SL x 1 miesiąc.

14/04/2018

LMP: 10/04/2018

Przepływ przez 3 dni skąpy

Sny o wężach obecne

Spać: Odświeżające...

SL x 1 miesiąc

15/05/2018: Pacjent jest szczęśliwy jak regularne okresy.

Ogólna poprawa.

LMP:9/05/2018

Znikomy przepływ przez 3 dni

Porada USG

USG wykazało normalne jajniki.

KLINIKA LINII ŻYCIA I CENTRUM DIAGNOSTYCZNE

SHOP NO. 15, Signet Corner, Balewadi Phata,Baner,Pune-411045

Telefon Brak 020-65113113

Nazwisko: Aastha C. **Wiek:25 lat/Kobieta**

REF.By-Dr.Piyu Uttamchandani **Data: 22/03/2015**

USG BRZUCH I MIEDNICA

Wątroba: jest normalnej wielkości kształt i położenie, pokazuje normalne echotekstury miąższowe wewnątrz wątroby żółciowe i wrotnych rodników żylnych wydaje się normalne. Brak zmian ogniskowych lub rozproszonych w wątrobie.

Pęcherz żółciowy : jest dobrze rozciągnięty i ma normalną grubość ścianek. Przewód żółciowy wspólny i żyły wrotne wydają się normalne. Żyła wrotna jest normalna w przebiegu i kalibrze.

Trzustka: Ujawnia normalną jednorodną echoteksturę miąższową i jest normalnej wielkości. Nie widać żadnej masy stałej ani mukowiscydozowej. Nie widać żadnych pankratycznych zwapnień ani rozwarstwień przewodów.

Spleen: to normalny rozmiar. Echotekstrament miąższowy jest w normie. Brak dowodów na jakiekolwiek zmiany ogniskowe.

Nerki: Prawa nerka ma normalny rozmiar, kształt, echoteksturę i wymiary 9,6 x 4,4 cm. Brak dowodów na wodonercze lub bliznowacenie. Moczowód nie jest rozszerzony.

Lewa nerka jest normalnej wielkości, kształtu, echotekstury i ma wymiary 9,7 x 4,4 cm. Brak dowodów na to, że
wodonercza lub bliznowacenia. Moczowód nie jest rozszerzony.

Pęcherz moczowy: jest rozdmuchiwany i odkrywa normalne kontury. Brak obliczeń e/o, wewnętrznego echa lub przerostu ściany.

Macica: jest anteverted jest 7,74 x 3,70 x 4,76 cm & normalny rozmiar, kształt, & echotekstura & endoecho jest centralne i gładkie o wielkości 11,4 mm.

Jajniki: Lewy jajnik jest normalnej wielkości i kształtu.

W prawej jajniku widać torbiel o wymiarach 3,97 x 2,98 x 3,36 cm z gęstym wewnętrznym echem oraz przegrody.

Opinia: Cysterna z kompleksu jajników. **Przed zabiegiem**

KLINIKA LINII ŻYCIA I CENTRUM DIAGNOSTYCZNE

SHOP NO. 15, Signet Corner, Balewadi Phata,Baner,Pune-411045

Telefon Brak 020-65113113

Nazwisko: Aastha C **Wiek:25 lat/Kobieta**

REF.By-Dr.Piyu Uttamchandani **Data: 25/05/2018**

USG BRZUCH I MIEDNICA

Wątroba: jest normalnej wielkości kształt i położenie, pokazuje normalne echotekstury miąższowe wewnątrz wątroby żółciowe i wrotnych rodników żylnych wydaje się normalne. Brak zmian ogniskowych lub rozproszonych w wątrobie.

Pęcherz żółciowy : jest dobrze rozciągnięty i ma normalną grubość ścianek. Przewód żółciowy wspólny i żyły wrotne wydają się normalne. Żyła wrotna jest normalna w przebiegu i kalibrze.

Trzustka: Ujawnia normalną jednorodną echoteksturę miąższową i jest normalnej wielkości. Nie widać żadnej masy stałej ani mukowiscydozowej. Nie widać żadnych pankratycznych zwapnień ani rozwarstwień przewodów.

Spleen: to normalny rozmiar. Echotekstrament miąższowy jest w normie. Brak dowodów na jakiekolwiek zmiany ogniskowe.

Nerki: Prawa nerka ma normalny rozmiar, kształt, echoteksturę i wymiary 9,6 x 4,4 cm. Brak dowodów na to, że

wodonercza lub bliznowacenia. Moczowód nie jest rozszerzony.

Lewa nerka jest normalnej wielkości, kształtu, echotekstury i ma wymiary 9,7 x 4,4 cm. Brak dowodów na to, że

wodonercza lub bliznowacenia. Moczowód nie jest rozszerzony.

Pęcherz moczowy: jest rozdmuchiwany i odkrywa normalne kontury. Brak obliczeń e/o, wewnętrznego echa lub przerostu ściany.

Macica: jest anteverted jest 2,9 x 3,6 x 7,4 cm & normalny rozmiar, kształt, & echotekstura & endoecho jest centralne i gładkie o wielkości 7 mm.

Jajniki: Obydwa jajniki są normalnej wielkości i wykazują normalną echopatternię. Nie widać żadnych zmian ogniskowych.

Brak dowodów na obecność wolnego płynu w Pouch of Doughlas. **Po leczeniu homeopatycznym**

Kindly Correlate Clinical.

BRP

Dr Balasaheb Patil
M.B.B.S.M.D.

Wniosek : Lachesis jest wybitnie lekiem na jajniki i pomaga w PCOD.

Sprawa 2:

Nazwa: Kirti P **Wiek**: 28 lat/F

Zawód: Robotni k **Data**: 06.12.2014 r.

Skargi szefa:

Okresy nieregularne od 1 roku

Okresy raz na dwa miesiące

Przepływ skąpy przez 1 dzień

Ból w brzuchu, który jest lekki < wysiłek fizyczny

Historia przeszłość:

H/O Astma w dzieciństwie. Traktowany z nowoczesną medycyną.

Historia rodziny:

Maternal Side: Matko: H/O Hystektomia i astma

Historia osobista:

Dieta: Salt++, Sweets++

Awersja: Nieszczególne

Thirsrt: Ledwie 2-3 szklanki dziennie. Bezduszny

Eliminacje:

Mocz: Zadowalające.

Stool : Occ.Constipated. Nieodświeżający

Pot: latem na całym ciele esperancja

Termicznie : Ambithermalny

Śpij. Nie odświeżaj się. Jęczenie we śnie. Gadanie we śnie (Jak w historii męża)

Sny: Świątynie, codzienna rutyna

Konstytucja: Avg. zbudowana.

Waga : 58 kg

Historia menstruacyjna:

Ostatnio Odstęp czasowy wynoszący 2 miesiące

Znikomy przepływ przez 1 dzień

Wcześniej regularne odstępy 30 dni z 3-dniowym umiarkowanym przepływem.

Umysł: Presja Hioba po ślubie. Próbując w wielu miejscach, ale na próżno. Płacząc podczas rozmowy kwalifikacyjnej. Małżeństwo w metrze tak trudne do zniesienia. Zaniepokojony sprawami finansowymi po ślubie.

O/E : Badanie około-brzuszne : Twardość obecna po lewej stronie brzucha.

Dochodzenie zakończone:

MRI Skan miednicy: Pokazuje Dermoidalną Cystę z lewej komory jajnikowej.

Pracuję nad sprawą;

Wybrałem poniżej rubryki jak:

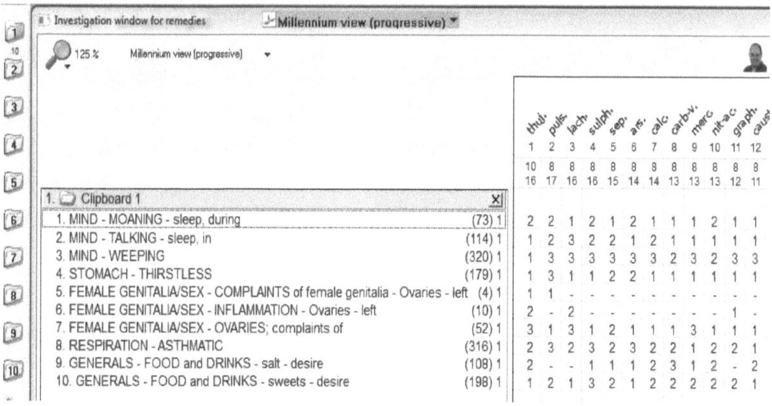

Investigation window for remedies — Millennium view (progressive)

125 % Millennium view (progressive)

1. Clipboard 1

		thuj.	puls.	lach.	sulph.	sep.	ars.	calc	carb-v.	merc	nit-ac.	graph.	caus
		1	2	3	4	5	6	7	8	9	10	11	12
		10	8	8	8	8	8	8	8	8	8	8	8
		16	17	16	16	15	14	14	13	13	13	12	11
1. MIND - MOANING - sleep, during	(73) 1	2	2	1	2	1	2	1	1	1	2	1	1
2. MIND - TALKING - sleep, in	(114) 1	1	2	3	2	2	1	2	1	1	1	1	1
3. MIND - WEEPING	(320) 1	1	3	3	3	3	3	3	2	3	2	3	3
4. STOMACH - THIRSTLESS	(179) 1	1	3	1	1	2	2	1	1	1	1	1	1
5. FEMALE GENITALIA/SEX - COMPLAINTS of female genitalia - Ovaries - left	(4) 1	1	1	-	-	-	-	-	-	-	-	-	-
6. FEMALE GENITALIA/SEX - INFLAMMATION - Ovaries - left	(10) 1	2	-	2	-	-	-	-	-	-	-	1	-
7. FEMALE GENITALIA/SEX - OVARIES; complaints of	(52) 1	3	1	3	1	2	1	1	1	3	1	1	1
8. RESPIRATION - ASTHMATIC	(316) 1	2	3	2	3	2	3	2	2	1	2	2	1
9. GENERALS - FOOD and DRINKS - salt - desire	(108) 1	2	-	-	1	1	1	2	3	1	2	-	2
10. GENERALS - FOOD and DRINKS - sweets - desire	(198) 1	1	2	1	3	2	1	2	2	2	2	2	1

Ostateczna recepta:

Thuja Occidentalis; jako działa na lewą cysty jajnikową i ma powinowactwo do żeńskiego układu rozrodczego.

Thuja Occidentalis 30 Dawka pojedyncza.

SL x 15 dni

Kontynuacja :

22-12-2014 :

Obiektywy pojawiły się 18/12/2014 roku. 3 dni przepływu. Przepływ był skąpy.

Ból w brzuchu podczas zmysłów.

Biała wydzielina na pochwę obecna++. Occ. Zaparcie.

SL x 15 dni.

6-1-2015

Prezent z białym wyładunkiem. I obecne krwawienie międzymięśniowe.

Jelito dobre.

Spać: Odświeżające.

Thuja 30 pojedyncza dawka

SL x 1 miesiąc

10/02/2015: Pacjentka przyszła rozczarowana, ponieważ tym razem nie było okresów.

Powtórzone: Thuja 200single dose. SL x 1 miesiąc

12/3/2015: Obiektywy pojawiły się przed 15 dniami. 3 dniowy przepływ

Kontynuowano powtórzenie Thuja 30.200.1M w zależności od wrażliwości pacjenta. (sos)

Po roku soczewki są regularne, a USG Pelvis pokazuje normalne jajniki.

Nanavati

Szpital Super Specialty Hospital

Nazwisko: Kirti P. **Wiek/Płeć: 28 lat/Kobieta**

REF.By-Dr.R.Sinha **Data: 27/11/2014**

MRI. Nr: 3985

3 TESLA MRI SKAN MIEDNICY

MRI miednicy przed i po kontraście wykonano stosując sekwencje ważone T1 i T2 w wielu płaszczyznach.

Dobrze zdefiniowana zmiana, ze składnikami mukowiscydozowymi i tłuszczowymi, widoczna jest w lewych przydatkach, prawdopodobnie pochodzących z lewego jajnika. Ma wymiary 5 x 6,3 x 4,4 cm (poprzeczne x przedporowe x craniocaudalne). Jego ściany wykazują łagodne, gładkie wzmocnienie przy dożylnym podawaniu gadolinu.

Prawy jajnik jest normalnej wielkości i wykazuje obecność wielu małych pęcherzyków.

Macica jest normalnej wielkości i kształtu. Jest on antyrefleksyjny i antyrefleksyjny, ma gładki kontur. Myometrium wyświetla normalne natężenie sygnału. Ściana przednia i tylna są jednakowej grubości. Nie ma żadnego obszaru ogniskowego zmienionej anomalii sygnału. Węzeł przyłączeniowy ma jednakową grubość i wyświetla normalną intensywność sygnału. Grubość endometrium jest normalna. Nie wykryto ogniskowej zmiany endometrialnej. Szyjka macicy ma normalny kształt i intensywność sygnału. Pochwa jest również normalna w swoim zwizualizowanym zakresie.

Pęcherz moczowy jest częściowo rozdęty i wydaje się być normalny.

Aorta i IVC oraz główne miednicowe naczynia krwionośne są w normie.

Nie ma limfadenopatii.

Wizualizowane pętle jelitowe nie ujawniają żadnych oczywistych nieprawidłowości.

Wizualizacje są normalne. **Przed zabiegiem**

IMPRESJA:

Rezonans magnetyczny ujawnił uszkodzenie o wymiarach 5x6,3x4,4 cm, ze składnikami mukowiscydozowymi i tłuszczowymi w lewych przydatkach, prawdopodobnie pochodzącymi z lewego jajnika. Można rozważyć możliwość wystąpienia skórki jajnika/robaczaka torbielowatego (cystic teratoma).

DPPTKAR m.

DR. DEEPAK P. PATKAR DR. MALINI A. LAWANDE

M.D. M .D.D.N.B.

Nanavati

Szpital Super Specialty Hospital

Nazwisko: Kirti P. **Wiek/Płeć: 28 lat/Kobieta**
REF.By-Dr.Piyu Uttamchandani **Data** **: 02/11/2015 r.**

ULTRASONOGRAFIA MIEDNICY (TVS)

USG został wykonany na GE Healthcare Systems Logiq F 8 Spark - 3D/4D Color Doppler.

Pęcherz moczowy jest rozdmuchiwany i odkrywa normalne kontury. Brak obliczeń e/o, wewnętrznego echa lub przerostu ściany.

Macica : jest normalnej wielkości, kształtu i pozycji. Nie wykryto żadnej zmiany ogniskowej. Echopattern mięśniowo-szkieletowy jest homogeniczny. Kontury macicy wydają się gładkie. Macica mierzy 6,0x4,6x3,3 cms.

Endometrium jest centralne i liniowe (7,7 mm)

Oba **regiony adnexalu** wydają się normalne. Nie widać żadnych zmian stałych ani mukowiscydozowych.

Oba **jajniki** są normalnej wielkości, kształtu i cehopatternu. Nie widać żadnych ogniskowych ciał stałych ani masy mukowiscydynowej.

Prawe jajniki 3,6 x 2,7 x 2,0 cm3 (obj. 10,3 cm3)

Wymiary lewego jajnika 2,3 x 1,8 x 1,5 cm (obj. 3,46 cm)

Brak dowodów na obecność wolnego płynu w Pouch of Douglas.

PRZEPISY : NA TYM SKANIE NIE WIDAĆ ŻADNYCH ISTOTNYCH NIEPRAWIDŁOWOŚCI.

Dr. Smita Ramnarayan **po leczeniu domowym**
Sonolog

Wniosek: Thuja jest wybitnie lekarstwem na jajniki i pomaga w PCOD.

Sprawa 3:

Imię i nazwisko: Pani D. S **Wiek**: 28 lat/F

Zawód: Gospodyni domow a **Data**: 06/12/2014

Skargi szefa:

Okresy nieregularne od 1 roku

Okresy raz na dwa miesiące

Przepływ skąpy przez 1 dzień

Ból w brzuchu, który jest lekko nasilony przez wysiłek fizyczny

Historia przeszłość:

H/O Fistula w Ano operował dwukrotnie w wieku 7 i 11 lat.

Historia rodziny:

Paternal Side: Ojcze: H/O DM, M.I. Paraliż.

Maternal Side: Matko: H/O Nadczynność tarczycy

MGF : H/O Vocal Cord Malignancy

MGM : H/O DM

Historia osobista:

Dieta : Ogórki +++, Sweets+

Awersja: Nieszczególne

Thirsrt : Duża ilość w dużym odstępie czasu. 2-3 litry dziennie.

Eliminacje:

Mocz: Zadowalające.

Stool : Occ.Constipated. Dystansowanie gazów . Nieodświeżający

Pot: Tył ++, Pacha+

Termicznie : HOT

Sen: Zakłócony z powodu snów. Nieodświeżający

Sny: Duchy, węże, zwierzęta...

Konstytucja: Otyły zbudowany.

Waga : 88 kg

Historia menstruacyjna:

Menarche w wieku 13 lat

Odstęp czasowy 40-45 dni

Znikomy przepływ przez 3-4 dni

Zakrzepy obecne

LMP: Przed 1 ½ miesiąca. 15/7/2016

Umysł:

Cudowna pacjentka. Mówi bez przerwy .

Wspólna rodzina. Czuje się zazdrosna o szwagierkę.

Martwiąc się o jej miesiączki.

Lubi zakupy. Shopaholiczka. Kup wszystko w nadmiarze.

Gniew na sprzeczność.

O/E: Badanie okołobrzuszne: Twardość obecna w prawej i lewej części brzucha.

Dochodzenie zakończone:

USG Brzuch. Pokazuje PCOD

AMH jest wysoki.

Pracuję nad sprawą;

Zazdrość jest tematem, który wybrałem poniżej rubryki jak:

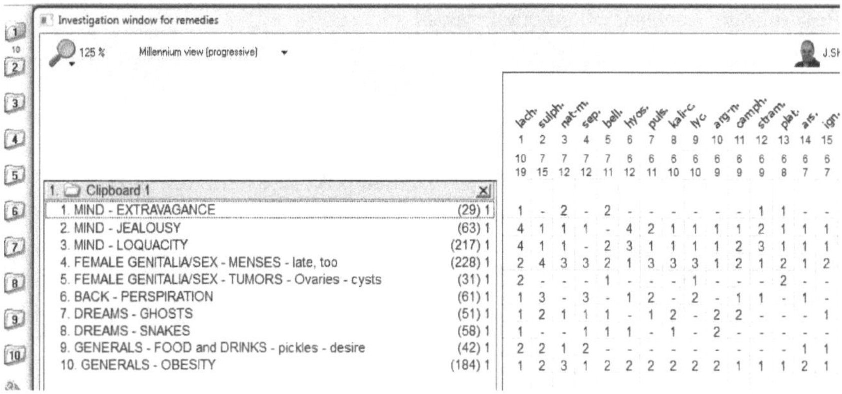

Rubric		lach.	sulph.	nat-m.	sep.	bell.	hyos.	puls.	kali-c.	lyc.	arg-n.	camph.	stram.	plat.	ars.	ign.
		1	2	3	4	5	6	7	8	9	10	11	12	13	14	15
		10	7	7	7	7	6	6	6	6	6	6	6	6	6	6
		19	15	12	12	11	12	11	10	10	9	9	9	8	7	7
1. MIND - EXTRAVAGANCE	(29) 1	1	-	2	-	2	-	-	-	-	-	-	1	1	-	-
2. MIND - JEALOUSY	(63) 1	4	1	1	1	-	4	2	1	1	1	1	2	1	1	1
3. MIND - LOQUACITY	(217) 1	4	1	1	-	2	3	1	1	1	1	2	3	1	1	1
4. FEMALE GENITALIA/SEX - MENSES - late, too	(228) 1	2	4	3	3	2	1	3	3	3	1	2	1	2	1	2
5. FEMALE GENITALIA/SEX - TUMORS - Ovaries - cysts	(31) 1	2	-	-	-	1	-	-	-	1	-	-	-	2	-	-
6. BACK - PERSPIRATION	(61) 1	1	3	-	3	-	1	2	-	2	-	1	1	-	1	-
7. DREAMS - GHOSTS	(51) 1	1	2	1	1	1	-	1	2	-	2	2	-	-	-	1
8. DREAMS - SNAKES	(58) 1	1	-	-	1	1	1	-	1	-	2	-	-	-	-	-
9. GENERALS - FOOD and DRINKS - pickles - desire	(42) 1	2	2	1	2	-	-	-	-	-	-	-	-	-	1	1
10. GENERALS - OBESITY	(184) 1	1	2	3	1	2	2	2	2	2	2	1	1	1	2	1

Ostateczna recepta:

Lachesis jako pacjent jest gorący, zazdrość obecny, Sny węży, Cysterna jajnikowa i ma powinowactwo do kobiecego układu rozrodczego.

Lacchesis M 30 Dawka pojedyncza.

SL x 15 dni

Kontynuacja :

21-10-2016 :

Obiektywy pojawiły się 18/10/2016 roku. 3 dni przepływu. Przepływ był skąpy.

Biała wydzielina z pochwy. Occ. Zaparcie.

SL x 15 dni.

6-11-2016:

Jelito dobre. Sny o wężach i duchach są obecne.

Spać: Odświeżające.

SL x 15 dni

19/11/2016: Pacjentka przyszła rozczarowana, ponieważ tym razem nie było okresów.

Powtórzone: Lachesis 30 pojedyncza dawka.

22/11/2016: Pojawiły się obiektywy.

Kontynuacja: powtórzenie Lachesis 30 sos

Po roku soczewki są normalne, a USG Brzuch pokazuje normalne jajniki.

DR.GARIMA KHICHI **Geetanjali**

M.B.B.S M.D (RADIODIAGNOSTYKA) **USG I OBRAZOWANIE**
Konsultant Radiolog
Mittal Hospital & Research Center, Ajmer.

Nazwisko: Pani Darsha. 28yrs/Kobieta
REF.By-Dr.S.S. SITHOOT
Data: 30/09/2016
USG PELVIS

Pęcherz moczowy: jest rozdmuchiwany i odkrywa normalne kontury. Grubość ścian jest normalna.

Macica: jest odwrócona i antyfleksyjna . Pokazuje normalny rozmiar, kształt i echoteksturę i endoecho jest centralna i gładka o wielkości 7 mm. Ma on wymiary około 6,4 x 3,5 x 3,8 cm.

Dwustronne jajniki są lekko nieporęczne i wykazują malutkie pęcherzyki obwodowe.
Prawy jajnik - 20 x 35 mm
Lewy jajnik - 22 x 32 mm.
Nie widziano żadnych mas adnexowych.
Nie ma wolnego płynu w woreczku Douglasa.

Opinia: USG PELVIS ujawnia zmiany PCOS.

Kindly Co-relate Klinicznie.
PRZED LECZENIEM

GK...
DR.GARIMA KHICHI
M.D.RADIODIAGNOSTYKA
(Nr Reg. 019919:008929)

Szpital Miejski w Marmurze

(JEDNOSTKA KISHANGARH MARBLE UDYOG VIKAS SAMITI)

Nazwisko: Pani Darsha 29yrs/Kobieta

Data: 18-12-2017

Poproszę: Dr. Piyu Uttamchandani

USG PELVIS

Pęcherz moczowy jest rozdmuchiwany i odkrywa normalne kontury. Brak obliczeń e/o, wewnętrzne echa. Grubość ścian jest normalna.

Macica : jest normalnej wielkości, kształtu i pozycji. Nie wykryto żadnej zmiany ogniskowej. Echopattern mięśniowo-szkieletowy jest homogeniczny. Kontury macicy wydają się gładkie. Macica mierzy 6,0x4,6x3,3 cms.

Grubość **endometrium** (7 mm)

Oba **regiony adnexalu** wydają się normalne. Nie widać żadnych zmian stałych ani mukowiscydozowych.

Oba **jajniki** są normalnej wielkości, kształtu i cehopatternu. Nie widać żadnych ogniskowych ciał stałych ani masy mukowiscydynowej.

Prawe jajniki 3,8 x 2,6 x 2,0 cm3 (vol-10 ccs)

Wymiary lewego jajnika 2,3 x 1,6 x 1,8 cm (obj. 3,12 cm)

Brak dowodów na obecność wolnego płynu w Pouch of Douglas.

PRZEPISY : NA TYM SKANIE NIE WIDAĆ ŻADNYCH ISTOTNYCH NIEPRAWIDŁOWOŚCI.

PO LECZENIU HOMEOPATYCZNYM

Dr. Akshay Kumar Meena
MD-Diagnoza radiowa

Wniosek:

Lachesis jest wybitnie skutecznym środkiem na jajniki i pomaga w PCOD.

Sprawa 4:

Data: 3/02/15

Nazwisko: Pani P.M.,

Wiek:23 lata /Kobieta

Zawód: Gospodyni domowa

Skargi szefa:

1. Pacjent miał problem z PCOD od czasu Menarche.

Po 2,5 roku małżeństwa nie była w stanie począć, więc zaczęła leczyć się z nowoczesnej medycyny, ale to było na próżno.

Więc skonsultowała się ze mną za swoje problemy, jak;

Miała nieregularne miesiączki od czasu swojej menarche, która miała 13 lat.

Nieregularny odstęp 45 dni. Flow Scanty przez 2-3 dni. Jasna czerwień z zakrzepami.

Ból w obu piersiach przed zmysłami.

Ponieważ po ślubie była trudna do poczęcia, rozpoczęła leczenie od Nowoczesnej Medycyny, której diagnozą były Dwustronne Cystki Jajnikowe.

Była na Tab.Primolute N, by pojawiać się co miesiąc.

Tab.CC 100 mg,Tab.Ovygym do owulacji.

Ale inspiracja do przyjmowania leków, brak pęknięcia pęcherzyka, brak owulacji.

To się powtarzało wielokrotnie.

2.Drugi zarzut to to, że od dzieciństwa ma zimno, Coryza.

Wylew z nosa lepki, żółtawy. <Zmiana pogody

Historia przeszłość:

Historia Świnki w dzieciństwie

Historia bilateralnych wyliczeń nerek przed 3-4 rokiem leczenia ajurwedyjskiego

Historia rodziny:

Historia otyłości po ojczystej stronie

Historia RA do PGM

Historia Stylu Powtórnego do Matki

Historia DM do ciotki-matki.

Historia osobista:

Dieta: Veggie

Pragnienie: Sour+++, Sweets+

Awersja: Nieszczególne

Pragnienie: 2-3 szklanki dziennie. [Zauważono mniej pragnienia]

Eliminacje:

Stołek: Zaparcie . < Tłuste jedzenie

Mocz: Occ. Płonąca miksturacja.

Spocenie się: Scanty Axilla, z powrotem... Nie barwienie

Termicznie: W stronę gorąca

Spać: Dźwięk.... Odświeżalny

Pozycja: Na brzuchu

Sny: Routinue

Umysł:

Żonaty przed 2 ½ roku życia w 15-osobowej, wspólnej rodzinie. Surowa rodzina. Trudne do regulacji na początku, później do regulacji. Płacząc na drobne rzeczy, bez powodu. Obecny scenariusz w rodzinie był, pacjentka jest młodsza, więc jej starsza siostra z prawa dominuje na niej przy pracach domowych, reakcją jest płacz i bezradne uczucie. Mąż zbyt dominujący i ostrożny. Pacjentka mówi, że jestem spokojna i cicha. Nie reaguję na niczyją dominację. Wszystko w rodzinie dominuje na mnie, co mnie niepokoi. Reakcja: Płacz podczas rozmowy.

Mój mąż martwi się o moją koncepcję, więc zaczęłam od nowoczesnej medycyny, ale bez rezultatu.

O/E: Egzamin okołobrzuszny: Twardość po prawej stronie brzucha.

Dochodzenie zakończone:

Badanie pęcherzykowe (Follicular Assay)

Test Harmonalny

Test AMH

Poniżej znajdują się załączone raporty

Trening sprawy:

Bycie zdominowanym jest obecnie tematem według scenariusza.

Więc odebrałem następujące rubryki:

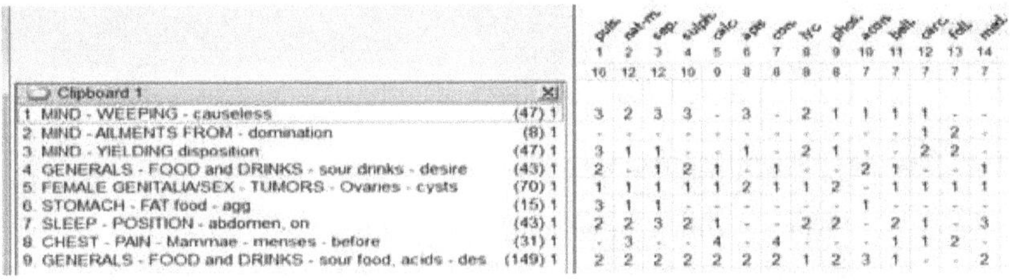

Clipboard 1		puls.	nat-m.	sep.	sulph.	calc	ars.	con.	lyc	phos.	acon.	bell.	carc.	foll.	med.
		1	2	3	4	5	6	7	8	9	10	11	12	13	14
		10	12	12	10	9	8	8	8	8	7	7	7	7	7
1 MIND - WEEPING - causeless	(47) 1	3	2	3	3	-	3	-	2	1	1	1	1	-	-
2 MIND - AILMENTS FROM - domination	(8) 1	-	-	-	-	-	-	-	-	-	-	-	1	2	-
3 MIND - YIELDING disposition	(47) 1	3	1	1	-	-	1	-	2	1	-	-	2	2	-
4 GENERALS - FOOD and DRINKS - sour drinks - desire	(43) 1	2	-	1	2	1	-	1	-	-	2	1	-	-	1
5 FEMALE GENITALIA/SEX - TUMORS - Ovaries - cysts	(70) 1	1	1	1	1	1	2	1	1	2	-	1	1	1	1
6 STOMACH - FAT food - agg	(15) 1	3	1	1	-	-	-	-	-	-	1	-	-	-	-
7 SLEEP - POSITION - abdomen, on	(43) 1	2	2	3	2	1	-	-	2	2	-	2	1	-	3
8 CHEST - PAIN - Mammae - menses - before	(31) 1	-	3	-	-	4	-	4	-	-	-	1	1	2	-
9 GENERALS - FOOD and DRINKS - sour food, acids - des	(149) 1	2	2	2	2	2	2	2	1	2	3	1	-	-	2

<u>**Ostateczna recepta:**</u>

Pulsatilla: Jako pacjentka jest gorąca, bez pragnienia, mają pokrewieństwo z kobiecym układem rozrodczym.

Zatrzymałem całą nowoczesną medycynę. I przepisane,

Pulsatilla 200 dwie dawki. SL 6BID przez 15 dni.

<u>**Kontynuuj:**</u>

16/2/15:Soczewki pojawiły się przed 5 dniami od LMP. Ból zauważony w obu piersiach przed zmysłami.

Przepływ był przez 4 dni. Zauważono zaparcie. Nastrój był orzeźwiający.

Powtórzyłem Pulsa 200 2=dwa dawki ponownie jako jej medycyna konstytucyjna.SLx1month

18/3/15: Soczewki pojawiły się 2-3 dni przed LMP. Ból był niewielki w obu piersiach przed zmysłami.

Przepływ przez 3-4 dni. Stołek:Zadowalające. Mood:Orzeźwiający. Nie płacz tym razem.

Tym razem dałem SL i pomyślałem, że pójdę po jej Esej o owulacji, który może dać pojęcie o jej owulacji.

Po kilku dniach pacjentka przyszła z raportem o owulacji, ale na próżno. Nie ma żadnego wzrostu pęcherzykowego.

Który rzeczywiście nazywa się Zespołem **Pustego Mieszku**.

Sprawa została zbadana ponownie.

Pacjent dał więcej historii, jestem bezradny w tym stanie. Mój mąż chce dziecka, teściowie pytają mnie znowu i znowu... Nie wiem, dlaczego jeszcze nie poczęłam. Powiedziała w domu, że jakąkolwiek pracę otrzymam, to... Mój mąż jest dominujący, moi teściowie też dominują. Więc robię to, co mi się oferuje. Powiedziała, że czuję, że gdzieś się zgubiłem, bo nie mam czasu na myślenie, dokładnie o tym, czego chcę... Żyję dla innych, to znaczy dla mojej rodziny. Czasami czuję, że straciłem swoją wolę. Powiedziała, że żyję dla oczekiwań innych... I jest mi smutno...

Więc oto historia...

Temat sprawy:

Bycie zdominowanym przez długi czas.

Utrata woli, czyli utrata indywidualności.

Poczucie bezradności.

Repertoryzowałem sprawę przez ostatnie rubryki

Umysł: poczucie bezradności

Umysł: Dolegliwości związane z dominacją.

Clipboard 1		foll.	staph.	chel.	lyc.	tritic-vg.	bamb-a.	bar-c.	calad.	gels.	kola
		1	2	3	4	5	6	7	8	9	10
		3	3	3	3	2	2	2	2	2	2
		2	2	1	1	2	1	1	1	1	1
1. MIND - HELPLESSNESS; feeling of	(67) 1	1	1	3	3	1	2	2	2	2	2
2. MIND - AILMENTS FROM - domination	(9) 1	2	2	-	-	1	-	-	-	-	-

Środkiem zaradczym był Folliculinum.

Odniosłem się do Vermeulen Materia Medica... I postanowiłem przepisać,

Folliculinum 200 trzy dawki.

23/4/15:Obiektywy regularne. Lekki ból w obu piersiach przed zmysłami. Stool:Normalny.

Skierowałem ją na badanie owulacji, które jest wykonywane od 11. dnia LMP.

Tym razem jej raporty wykazały wzrost pęcherzyków, ale nie owulacji.

Więc znowu powtórzyłem Folliculinum 200 trzy dawki.

21/5/15:Pacjentka została zauważona aktywna, dobry poziom energii, Menses reglular, Generals lepiej.

Tym razem w teście owulacji zaobserwowano wzrost pęcherzyków, tym razem również jajecznicę, co było punktem pozytywnym.

Slx1month

24/6/15:Pacjent był aktywny, dobry poziom energii, Menses regularnie. Lepiej generale.

Zalecane dla Ovulation Assay.wzrost pęcherzykowy obecny, również Ovum był widoczny w Ovulation assay, który był pozytywny punkt.

Sl x 10 dni

10/7/15:LMP: 8/7/15.... Wszyscy generałowie lepiej

SLx15 dni. Porada: Badanie pęcherzykowe od 11. dnia LMP do 21. dnia

25/7/15:Owulacja widziana w raportach. Wszyscy generałowie lepiej. SLx 15 dni.

12/7/15:Pacjentka miała pozytywny wynik na ciążę.

Nazwa:Pooja Mohan **OVULATION ESSAY**

Data	Dzień Cyklu	Średnia wielkość pęcherzyków MM Rt.Ov	Lt.Ov	Endometrium	Uwagi
7.1.15	11.	— -	-	7mm	Dużych rozmiarów
9.1.15	12.	— -	-	7,8 mm	Rt.10,Lt.12
12.1.15	16.	— -	-	8mm	Policystyka
15.1.15	19.	— -	-	9mm	Pozory
17.1.15	21.	— -	-	9,5 mm	
				PRZED RX	

Nazwa:Pooja Mohan **OVULATION ESSAY**

Data	Dzień Cyklu	Średnia wielkość pęcherzyków MM Rt.O	v Lt.Ov	Endometrium	Uwagi
18.7.15	11.	13.9mm	--	6,7 mm	Dwustronnie jajniki normalny rozmiar
20.7.15	13.	14.5	mm --	7,5 mm	
22.7.15	15.	16.3mm	--	8mm	
24.7.15	17.	17.5mm	_	8,4 mm	
26.7.15	19.	19mm	--	9,1 mm	
27.7.15	20.	Pęknięty pęcherzyk		9,3 mm	
		Darmowy płyn w POD.			
		PO HOMEOPATYCE RX			

Wniosek: Tutaj Folliculinum był używany jako współprąd, jego sfera działania po zauważeniu; stymuluje ciągłą naturalną produkcję estrogenów przez jajniki i przez inne organy, które również wytwarzają niewielkie ilości estrogenów, w tym nadnercza, wątrobę i nerki.

Więc w niektórych przypadkach potrzebujemy współistniejących leków, aby osiągnąć ostateczny rezultat.

W powyższym przypadku dowiedziałem się o lekach współistniejących, a także o tym, w jaki sposób sfera działania naprawdę pomaga nam wejść na właściwą drogę w celu osiągnięcia najlepszych rezultatów.

Sprawa 5:

Nazwa: Neelam .A. **Wiek/Płeć**: 25 lat/F

Zawód: Gospodyni domowa **Data**: 26/12/2015

Skargi szefa:

Nieregularne okresy od 1 roku po pierwszej dostawie

Okresy raz na 35-40 dni

Średni przepływ przez 3 dni

Zakrzepy obecne +++

Ból w brzuchu

Ból skurczowy <gięcie+++ <ciężki lifting+

Historia przeszłość:

H/O Typhoid w dzieciństwie

H/O Kamienie nerkowe wtórne :Prawa strona :Działają 3 razy.

Historia rodziny:

Paternal Side: Ojcze: H/O Zapalenie trzustki i DM

Maternal Side: Matko: H/O HTN

Historia osobista:

Pragnienie : Pikantne+++ , Lubi ciepłe jedzenie++

Awersja: Nieszczególne

Thirsrt : 1 1/2 litra dziennie.

Eliminacje:

Mocz: Zadowalające.

Stołek : Orzeźwiający

Pot: Skąpy na czole, klatce piersiowej

Termicznie : HOT

Sen: Nieodświeżający

Sny: nieszczególne

Konstytucja: Chudy, cienki

Waga : 44 kg

Historia menstruacyjna:

Menarche w wieku 13 lat

Odstęp czasowy 35-40 dni

Średni przepływ przez 3-4 dni

Zakrzepy obecne+

Ból w brzuchu podczas zmysłów

Umysł:

Pacjentka mówi, że jej mąż ma romans pozamałżeński, więc ona jest w żałobie.

Nienawidzi swojego męża, ale nie może od niego odejść ze względu na słabą kondycję finansową rodziców. Ona płacze podczas brania sprawy.

W innym przypadku współpraca i wygoda.

O/E : Badanie około-brzuszne : Twardość obecna - prawa strona brzucha.

Dochodzenie zakończone:

USG Brzuch: Pokazuje prawy kompleks cysty jajnikowej.

Pracuję nad sprawą;

Wybrałem poniżej rubryki jak:

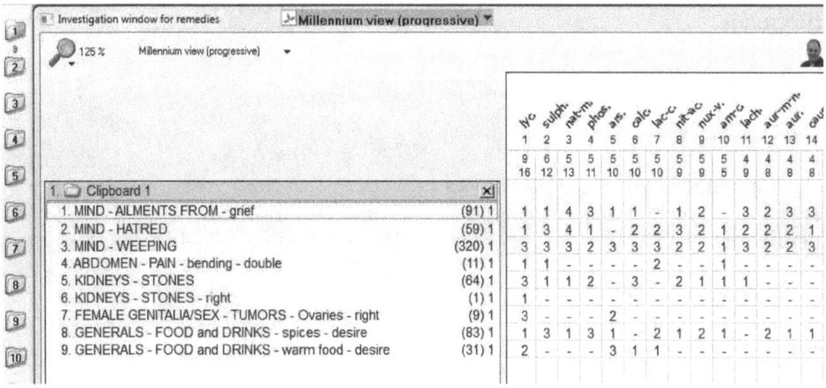

Investigation window for remedies | Millennium view (progressive)

125 % Millennium view (progressive)

1. Clipboard 1

Rubric		lyc.	sulph.	nat-m.	phos.	ars.	calc.	lac-c.	nit-ac.	nux-v.	am-c.	lach.	aur-m-n.	aur.	cau
		1	2	3	4	5	6	7	8	9	10	11	12	13	14
		9	6	5	5	5	5	5	5	5	5	4	4	4	4
		16	12	13	11	10	10	10	9	9	5	9	8	8	8
1. MIND - AILMENTS FROM - grief	(91) 1	1	1	4	3	1	1	-	1	2	-	3	2	3	3
2. MIND - HATRED	(59) 1	1	3	4	1	-	2	2	3	2	1	2	2	2	1
3. MIND - WEEPING	(320) 1	3	3	3	2	3	3	3	2	2	1	3	2	2	3
4. ABDOMEN - PAIN - bending - double	(11) 1	1	1	-	-	-	-	2	-	-	1	-	-	-	-
5. KIDNEYS - STONES	(64) 1	3	1	1	2	-	3	-	2	1	1	1	-	-	-
6. KIDNEYS - STONES - right	(1) 1	1	-	-	-	-	-	-	-	-	-	-	-	-	-
7. FEMALE GENITALIA/SEX - TUMORS - Ovaries - right	(9) 1	3	-	-	-	2	-	-	-	-	-	-	-	-	-
8. GENERALS - FOOD and DRINKS - spices - desire	(83) 1	1	3	1	3	1	-	2	1	2	1	-	2	1	1
9. GENERALS - FOOD and DRINKS - warm food - desire	(31) 1	2	-	-	-	3	1	1	-	-	-	-	-	-	-

Ostateczna recepta:

Likopodium, ponieważ obejmuje całość jak uczucie prawej strony i gorące termicznie i pragnienie ciepłego jedzenia.

Lycopodium Clavatum 30 Dawka pojedyncza.

SL x 15 dni

Kontynuacja :

19/01/2016

Ból w brzuchu nieznacznie się zmniejszył

Ale jeszcze obecne.

Likopodium 30 dwie dawki.

SL x 1 miesiąc

20/02/2016: Zwiększył się przepływ menstruacyjny. Ból w brzuchu się zmniejszył.

Spać: Odświeżające. SL x 1 miesiąc

22/03/2016: Krwawienie śródmaciczne z silnym bólem brzucha.

Likopodium LM 0/2 BID x 15 dni.

08/04/2017: Brak bólu w brzuchu. Czuje się świeżo. SacLac x 15 dni.

Kontynuowano je przez rok z łagodzeniem objawów.

USG powtórzył się po roku. Jajniki w normie.

Dr. KATHE

CENTRUM

DIAGNOSTYCZNE

Nazwisko: Mrs. Neelam Amup **Age:25yrs/Female**
REF.By-Dr.Amol Dhamdhere **Data: 13/12/2015**

USG BRZUCH I MIEDNICA

Wątroba: jest normalnej wielkości kształt i położenie, pokazuje normalne echotekstury miąższowe wewnątrz wątroby żółciowe i wrotnych rodników żylnych wydaje się normalne. Brak zmian ogniskowych lub rozproszonych w wątrobie.

Pęcherz żółciowy : jest dobrze rozciągnięty i ma normalną grubość ścianek. Przewód żółciowy wspólny i żyły wrotne wydają się normalne. Żyła wrotna jest normalna w przebiegu i kalibrze.

Trzustka: Ujawnia normalną jednorodną echoteksturę miąższową i jest normalnej wielkości. Nie widać żadnej masy stałej ani mukowiscydozowej. Nie widać żadnych pankratycznych zwapnień ani rozwarstwień przewodów.

Spleen: to normalny rozmiar. Echotekstrament miąższowy jest w normie. Brak dowodów na jakiekolwiek zmiany ogniskowe.

Nerki: Prawa nerka ma normalny rozmiar, kształt, echoteksturę i wymiary 9,6 x 4,4 cm. Brak dowodów na wodonercze lub bliznowacenie. Moczowód nie jest rozszerzony.

Lewa nerka jest normalnej wielkości, kształtu, echotekstury i ma wymiary 9,7 x 4,4 cm. Brak dowodów na to, że
wodonercza lub bliznowacenia. Moczowód nie jest rozszerzony.

Pęcherz moczowy: jest rozdmuchiwany i odkrywa normalne kontury. Brak obliczeń e/o, wewnętrznego echa lub przerostu ściany.

Macica: jest anteverted jest 7,74 x 3,70x 4,76 cms & normalny rozmiar, kształt, & echotekstura & endoecho jest centralne i gładkie o wielkości 11,4 mm.

Jajniki:Lewy jajnik jest normalnej wielkości i kształtu.

W prawym jajniku znajduje się torbiel o wymiarach 3,97 x 2,98 x 3,36 cm z gęstym wewnętrznym echem i przegrodami.

Nie widziano żadnych mas adnexowych. Nie ma wolnego płynu w woreczku Douglasa.

IMPRESJA: WYKORZYSTANIE Z ABDOMEN i PELVIS ujawnia
Torbiel prawego kompleksu jajnikowego, prawdopodobnie krwotoczna.
PRZED LECZENIEM

Proszę Korrelować Klinicznie.

DR.AMIT PADGHAN
M.B.B.S.D.M.R.E.

DR.HARSHAL DUMBRE DOAGNOSTIC CENTER

Dr.Harshal Dumbre M.B.B.S.D.M.R.E.

Dr.Komal Dumbre BDS

Nazwisko: Mrs. Neelam Amup **Age:27yrs/Female**

REF.By-Dr.Piyu Uttamchandani **Data: 19/2/2017 r.**

USG BRZUCH I MIEDNICA

Wątroba: jest normalnej wielkości kształt i położenie, pokazuje normalne echotekstury miąższowe wewnątrz wątroby żółciowe i wrotnych rodników żylnych wydaje się normalne. Brak zmian ogniskowych lub rozproszonych w wątrobie.

Pęcherz żółciowy : jest dobrze rozciągnięty i ma normalną grubość ścianek. Przewód żółciowy wspólny i żyły wrotne wydają się normalne. Żyła wrotna jest normalna w przebiegu i kalibrze.

Trzustka: Ujawnia normalną jednorodną echoteksturę miąższową i jest normalnej wielkości. Nie widać żadnej masy stałej ani mukowiscydozowej. Nie widać żadnych pankratycznych zwapnień ani rozwarstwień przewodów.

Spleen: to normalny rozmiar. Echotekstrament miąższowy jest w normie. Brak dowodów na jakiekolwiek zmiany ogniskowe.

Nerki: Prawa nerka ma normalny rozmiar, kształt, echoteksturę i wymiary 9,6 x 4,4 cm. Brak dowodów na wodonercze lub bliznowacenie. Moczowód nie jest rozszerzony.

Lewa nerka jest normalnej wielkości, kształtu, echotekstury i ma wymiary 9,7 x 4,4 cm. Brak dowodów na to, że

wodonercza lub bliznowacenia. Moczowód nie jest rozszerzony.

Pęcherz moczowy: jest rozdmuchiwany i odkrywa normalne kontury. Brak obliczeń e/o, wewnętrznego echa lub przerostu ściany.

Macica: jest anteverted jest 6,8 x 3,6 x 4,2 cms & normalny rozmiar, kształt, & echotekstura & endoecho jest centralne i gładkie o wielkości 5,2 mm.

Jajniki: Oba jajniki mają normalny rozmiar i kształt.

Prawy jajnik 2,3 x 2,5 x 2,6 cms Vol-11cc

Lewy jajnik 3,4 x 2,3 x 3,2 cms. Vol- 9cc **po RX HOMEOPATHIC.**

Nie widziano żadnych mas adnexowych. Nie ma wolnego płynu w woreczku Douglasa.

Proszę Korrelować Klinicznie.

Dr. Harshal Dumbre

M.B.B.S.D.M.R.E

Wniosek: Likopodium ma dobre działanie na prawym cysty jajnikowym.

Sprawa 6

Imię i nazwisko: K.B. **Wiek/Płeć**: 28 lat/F

Zawód: Gospodyni domow a **Data**: 4/9/2017

Skargi szefa:

1. Ból w brzuchu od 6 miesięcy
   Na boku: Prawo
   Ból jest rodzajem bólu.

<Materiały podczas >hot aplikacji

<Po wysiłku

2. Ból w prawym ramieniu od 3 miesięcy
   Aching
   <Wysiłek fizyczny > maść

Historia przeszłość:

H/O Żółtaczka

Historia rodziny:

Paternal Side: Ojcze: H/O M.I. Wygasł

Maternal Side: Matko: H/O Recurrent UTI. Cysta jajnikowa H/O

MGM : H/O HTN i DM

Historia osobista:

Pragnienie: Sweets+

Awersja: Nieszczególne

Thirsrt : Duża ilość w dużym odstępie czasu. 2-3 litry dziennie.

Eliminacje:

Mocz: Zadowalające.

Stool : Occ.Constipated. Dystansowanie gazów . Nieodświeżający

Pocenie się : Czoło w lecie

Termicznie : HOT

Sen: Czasami zakłócony przez ból. Nieodświeżający

Sny: Rutynowo, Walczy ze wszystkimi.

Konstytucja: Avg zbudowany

Waga : 58 kg

Historia menstruacyjna:

Menarche w wieku 13 lat

Przerwa 30-dniowa

Dobry przepływ przez 3-4 dni

Zakrzepy obecne+

Ból brzucha po prawej stronie podczas zmysłów.

Umysł:

Gniew na sprzeczność. Gniew na drobne rzeczy.

Obstinate. Haughty. Bardzo egoistyczna osobowość. Traktuje wszystkich jak niewolników.

Na obserwacji: Dominujący na mężu. Traktując go tak, jak ona jest szefem.

O/E : Badanie około-brzuszne : Twardość obecna w prawej części brzucha.

Dochodzenie zakończone:

USG Brzuch. Pokazuje prawą torbiel jajnikową.

Poziom AMH jest wysoki.

Pracuję nad sprawą;

Tematem przewodnim sprawy była hardość, którą wybrałem po rubrykach:

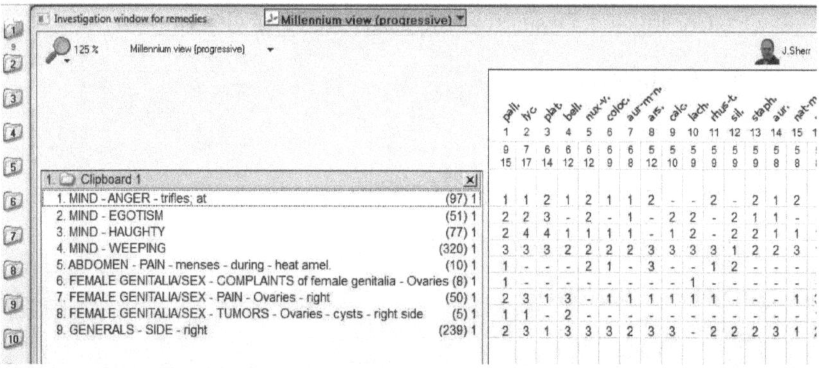

Ostateczna recepta: Pallad, ponieważ działanie na prawą torbiel jajnikową, również wyraźnie zaznaczone.

Pallad 30 pojedyncza dawka.

SL x 15 dni

Kontynuuj:

21-9-2017:

Ból w brzuchu nieznacznie się zmniejszył. Świeże uczucie.

SL Podawany na 1 miesiąc.

24-10-2017:

Ból w brzuchu podczas menses++. Krwawienie było obfite.

Spać: Zakłócony z powodu bólu.

Pallad 30 pojedyncza dawka

SL x 1 miesiąc

26/11/2017: Pacjentka przyszła rozczarowana jak ból brzucha, tak samo jak to jest podczas menses++.

Powtórzone: Pallad 200 dawka pojedyncza

Kontynuacja - powtórzenie sosu palladowego

Po roku USG Abdomen pokazuje Normalne Jajniki.

SHRUTIKA

CENTRUM OBRAZOWANIA I DIAGNOSTYKI

Nazwisko: Pani Kashi B. **Wiek: 28 lat/Kobieta**
REF.By-Dr.Swami Shobha **Data: 03/05/2016**

USG BRZUCH I MIEDNICA

Wątroba: jest normalnej wielkości kształt i położenie, pokazuje normalne echotekstury miąższowe wewnątrz wątroby żółciowe i wrotnych rodników żylnych wydaje się normalne. Brak zmian ogniskowych lub rozproszonych w wątrobie.

Pęcherz żółciowy : jest dobrze rozciągnięty i ma normalną grubość ścianek. Przewód żółciowy wspólny i żyły wrotne wydają się normalne. Żyła wrotna jest normalna w przebiegu i kalibrze.

Trzustka: Ujawnia normalną jednorodną echoteksturę miąższową i jest normalnej wielkości. Nie widać żadnej masy stałej ani mukowiscydozowej. Nie widać żadnych pankratycznych zwapnień ani rozwarstwień przewodów.

Spleen: to normalny rozmiar. Echotekstrament miąższowy jest w normie. Brak dowodów na jakiekolwiek zmiany ogniskowe.

Nerki: Prawa nerka ma normalny rozmiar, kształt, echoteksturę i wymiary 9,6 x 4,4 cm. Brak dowodów na wodonercze lub bliznowacenie. Moczowód nie jest rozszerzony.
Lewa nerka jest normalnej wielkości, kształtu, echotekstury i ma wymiary 9,7 x 4,4 cm. Brak dowodów na to, że
wodonercza lub bliznowacenia. Moczowód nie jest rozszerzony.

Pęcherz moczowy: jest rozdmuchiwany i odkrywa normalne kontury. Brak obliczeń e/o, wewnętrznego echa lub przerostu ściany.

Macica: jest anteverted jest 7,3 x 5,3 x 4,6 cm & normalny rozmiar, kształt, & echotekstura & endoecho jest centralne & gładkie wielkości 10 mm. Szyjka macicy jest w normie.

Obie Jajniki są bardzo cenione:
Prawa Ovary wymiary 4,0 x 1,9 cm .
W prawym jajniku znajduje się dobrze zdefiniowana torbiel od okrągłej do owalnej o wymiarach 22 x 21 mm z ruchomym echem wewnętrznym.
Wymiary jajnika 3,0 x 2,0 cm3 .

PRZED LECZENIEM
IMPRESJA: Mała złożona torbiel prawego jajnika. *PPatil...*

SHRUTIKA

CENTRUM OBRAZOWANIA I DIAGNOSTYKI

Nazwisko: Pani Kashish B. **Wiek:30 lat/Kobieta**
REF.By-Dr.Piyu Uttamchandani **Data: 18/01/2018 r.**

USG BRZUCH I MIEDNICA

Wątroba: jest normalnej wielkości kształt i położenie, pokazuje normalne echotekstury miąższowe wewnątrz wątroby żółciowe i wrotnych rodników żylnych wydaje się normalne. Brak zmian ogniskowych lub rozproszonych w wątrobie.

Pęcherz żółciowy : jest dobrze rozciągnięty i ma normalną grubość ścianek. Przewód żółciowy wspólny i żyły wrotne wydają się normalne. Żyła wrotna jest normalna w przebiegu i kalibrze.

Trzustka: Ujawnia normalną jednorodną echoteksturę miąższową i jest normalnej wielkości. Nie widać żadnej masy stałej ani mukowiscydozowej. Nie widać żadnych pankratycznych zwapnień ani rozwarstwień przewodów.

Spleen: to normalny rozmiar. Echotekstrament miąższowy jest w normie. Brak dowodów na jakiekolwiek zmiany ogniskowe.

Nerki: Prawa nerka ma normalny rozmiar, kształt, echoteksturę i wymiary 9,6 x 4,4 cm. Brak dowodów na wodonercze lub bliznowacenie. Moczowód nie jest rozszerzony.

Lewa nerka jest normalnej wielkości, kształtu, echotekstury i ma wymiary 9,7 x 4,4 cm. Brak dowodów na to, że

wodonercza lub bliznowacenia. Moczowód nie jest rozszerzony.

Pęcherz moczowy: jest rozdmuchiwany i odkrywa normalne kontury. Brak obliczeń e/o, wewnętrznego echa lub przerostu ściany.

Macica: jest anteverted jest 7,3 x 5,3 x 4,6 cm & normalny rozmiar, kształt, & echotekstura & endoecho jest centralne & gładkie wielkości 10 mm. Szyjka macicy jest w normie.

Obie jajniki są w normie i nie wykazują żadnych zmian mukowiscydozowych ani stałych.
Prawa Jajnik ma wymiary 3,4 x 1,9 cm.
Lewy jajnik ma wymiary 3,0 x 2,0 cm3.

PO HOMEOPATYCZNYM RX

Kindly Correlate Clinical.

Dr. Shrikant Pawar

M.B.B.S..D.M.R.E.

Wniosek: Pallad dobrze działa w prawej torbieli jajnika.

Sprawa 7:

Imię i nazwisko: Sarika G **Wiek/Płeć**: 26 lat/F

Zawód: Gospodyni domow a **Data**: 10.08.2014 r.

Skargi szefa:

1.Ból w podbrzuszu od 8 miesięcy

Okresy raz na 45 dni od menarche.

Przepływ tętniący życiem przez 3 dni

Ból w podbrzuszu, który jest lekki <wysiłek fizyczny

2. Ponowna historia kamieni nerkowych od 4-5 lat

Dwustronny kamień nerkowy.

Nie ma żadnych skarg związanych z oddawaniem moczu.

Historia przeszłość:

H/O Wart działał

Historia rodziny:

Maternal Side: Matko: H/O Otyłość, DM

MGM : H/O DM

Historia osobista:

Dieta : Jaja+++

Awersja: Nieszczególne

Apetyt: Dobra . <fasting-Ból głowy

Thirsrt : Duża ilość w dużym odstępie czasu. 2-3 litry dziennie.

Eliminacje:

Mocz: Zadowalające.

Stołek :Zadowalający

Pot: Skalp++ Axilla+

Termicznie : Chłodno

Sen: Dźwięk

Sny: Codzienna rutyna

Konstytucja: Otyły zbudowany.

Waga : 82 kg

Historia menstruacyjna:

Menarche w wieku 12 lat

Odstęp czasowy 45 dni

Umiarkowany przepływ przez 3-4 dni

Zakrzepy obecne++

Umysł:

Cudowna pacjentka. Mówi bez przerwy .

Troska o zdrowie. Chce począć. Ale nie mogę.

O/E : Badanie około-brzuszne : Twardość obecna w całym brzuchu.

Dochodzenie zakończone:

USG Brzuch----- Pokazuje PCOD

Pracuję nad sprawą;

Wybrałem poniżej rubryki jak:

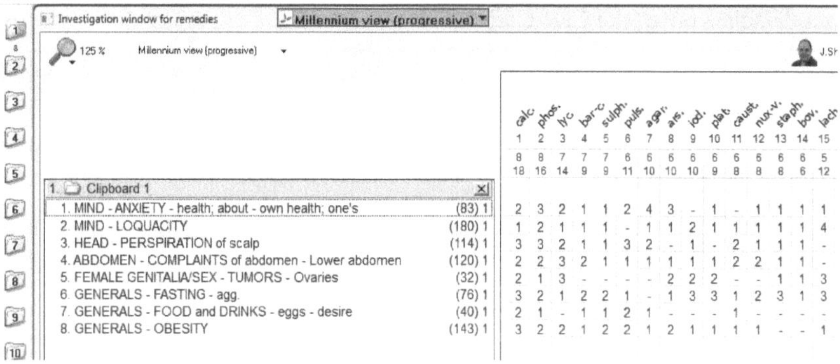

Rubric		calc.	phos.	lyc.	bar-c.	sulph.	puls.	agar.	ars.	iod.	plat.	caust.	nux-v.	staph.	bov.	lach.
		1	2	3	4	5	6	7	8	9	10	11	12	13	14	15
		8	8	7	7	7	6	6	6	6	6	6	6	6	6	5
		18	16	14	9	9	11	10	10	10	9	8	8	8	6	12
1. MIND - ANXIETY - health; about - own health; one's	(83) 1	2	3	2	1	1	2	4	3	-	1	-	1	1	1	1
2. MIND - LOQUACITY	(180) 1	1	2	1	1	1	-	1	1	2	1	1	1	1	1	4
3. HEAD - PERSPIRATION of scalp	(114) 1	3	3	2	1	1	3	2	-	1	-	2	1	1	1	-
4. ABDOMEN - COMPLAINTS of abdomen - Lower abdomen	(120) 1	2	2	3	2	1	1	1	1	1	1	2	2	1	1	-
5. FEMALE GENITALIA/SEX - TUMORS - Ovaries	(32) 1	2	1	3	-	-	-	-	2	2	2	-	-	1	1	3
6. GENERALS - FASTING - agg.	(76) 1	3	2	1	2	2	1	-	1	3	3	1	2	3	1	3
7. GENERALS - FOOD and DRINKS - eggs - desire	(40) 1	2	1	-	1	1	2	1	-	-	-	1	-	-	-	-
8. GENERALS - OBESITY	(143) 1	3	2	2	1	2	2	1	2	1	1	1	1	-	-	1

Ostateczna recepta:

Calcarea Carbonica jako pacjentka jest otyła, pragnie jaja, Cysterna jajnikowa i ma powinowactwo do kobiecego układu rozrodczego.

Calcarea Carbonica 30 Dawka pojedyncza.

SL x 15 dni

Kontynuuj:

<u>26-08-2014</u>:

Ból w brzuchu nieco zmniejszony.

Ogólna poprawa dobra.

SL x 1 miesiąc

<u>24-9-2014</u>:

Ostatnie soczewki przepływają. Ból w podbrzuszu++

Calc.Carb 30 dwie dawki SL x 1 miesiąc

<u>26/110/2014</u>:

Ostatnia soczewka ma umiarkowany przepływ. Lekki ból w brzuchu.

Inaczej będzie dobrze. Generalnie dobre.

SL x 1 miesiąc

Kontynuacja z powtórką Calc.Carb 30 sos

Po roku soczewki są normalne, bez bólu brzucha, a USG Brzuch pokazuje normalne jajniki.

ULTRAWIZJA

CENTRUM DIAGNOSTYCZNE
C.S.No.1599,Arihant Colony,Opp.Civil Hospital,Sangli,416416. (0233)2324455

Nazwisko: Pani Sarika Gherade **Wiek/Płeć: 24 lata/Kobieta**
Ref.By-Dr.Borade **Data: 6/08/2014**

USG PELVIS

Pęcherz moczowy : jest odpowiednio rozdrobniony i odkrywa normalne kontury. **Ściana jest zagęszczona.**

Macica: jest odwrócona i antyfleksyjna . Pokazuje normalny rozmiar, kształt i echoteksturę i endoecho jest centralna i gładka o wielkości 7 mm. Mierzy on około 6,4 x 3,5 x 3,8 cm.

Dwustronne jajniki są lekko nieporęczne i wykazują malutkie pęcherzyki obwodowe.
Prawy jajnik - 20 x 35 mm
Lewy jajnik - 22 x 32 mm.
Nie widziano żadnych mas adnexowych.
Nie ma wolnego płynu w woreczku Douglasa.

Opinia: USG PELVIS ujawnia zmiany PCOS.

Kindly Co-relate Klinicznie. **PRZED LECZENIEM**

Vpatil...

Dr. Vikram Patil
Radiolog

ULTRAWIZJA

CENTRUM DIAGNOSTYCZNE

C.S.No.1599,Arihant Colony,Opp.Civil Hospital,Sangli,416416. (0233)2324455

Nazwisko: Pani Sarika Gherade **Wiek/Płeć: 24 lata/Kobieta**
Ref.By-Dr.Piyu Uttamchandani **Data: 6/11/2015**

USG BRZUCH I MIEDNICA

Wątroba: jest normalnej wielkości kształt i położenie, pokazuje normalne echotekstury miąższowe wewnątrz wątroby żółciowe i wrotnych rodników żylnych wydaje się normalne. Brak zmian ogniskowych lub rozproszonych w wątrobie.

Pęcherz żółciowy : jest dobrze rozciągnięty i ma normalną grubość ścianek. Przewód żółciowy wspólny i żyły wrotne wydają się normalne. Żyła portalowa jest w normie i kalibrze.

Trzustka: Ujawnia normalną jednorodną echoteksturę miąższową i jest normalnej wielkości. Nie widać żadnej masy stałej ani mukowiscydozowej. Nie widać żadnych pankratycznych zwapnień ani rozwarstwień przewodów.

Nerki: Prawa nerka ma normalny rozmiar, kształt, echoteksturę i wymiary 9,6 x 4,4 cm. Brak dowodów na to, że
wodonercza lub bliznowacenia. Moczowód nie jest rozszerzony.
Lewa nerka jest normalnej wielkości, kształtu, echotekstury i ma wymiary 9,7 x 4,4 cm. Brak dowodów na to, że
wodonercza lub bliznowacenia. Moczowód nie jest rozszerzony.

Pęcherz moczowy: jest rozdmuchiwany i odkrywa normalne kontury. Brak obliczeń e/o, wewnętrznego echa lub przerostu ściany.

Macica: jest anteverted & normalny rozmiar, kształt, & echotekstura & endoecho jest centralnym & gładka wielkość mierzona 6mm.

Jajniki: Obydwa jajniki są normalnej wielkości i wykazują normalną echopatternię. Nie widać żadnych zmian ogniskowych.
Prawe jajniki: 3,9 x 2,5 x 2,1 cm . Vol-11.1 ccs
Wymiary lewego jajnika: 4,0 x 2,1 x 2,5 cm . Vol-11.4 ccs
PO LECZENIU HOMEOPATYCZNYM

Proszę współdziałać klinicznie.
SP...

Dr.S.Patil

M.D.D.M.R.E.

Wniosek: Calc.Carb jest wybitnym środkiem na jajniki i pomaga w PCOD.

Sprawa 8:

Nazwisko: Sneha U. **Wiek / płeć**: 28 lat / F

Zawód: Gospodyni domowa **Data**: 15/1/2016

Skargi szefa:

1. Nie mogę począć naturalnie.

Pacjentka była poddawana nowoczesnej terapii poczęcia.

Historia nawracającej aborcji.

Żonaty od 5 lat

Okresy regularne w odstępie 30 dni

Przepływ skąpy przez 3 dni. Jedna podkładka na dzień.

Ból w podbrzuszu podczas zmysłów.

Zakrzepy występują ok.

Menarche została opóźniona w wieku 16 lat.

W USG Brzuch; Linia macicy tj. endometrium jest mniej, bardzo cienka z prawą torbielą jajnika.

2.Usta od 3 lat.

Ponowna historia wrzodów w ustach.

Bolesne zmiany chorobowe <pikantne jedzenie

Historia przeszłość:

H/O Żółtaczka

H/O Ugryzienie psa

Historia rodziny:

Paternal Side: Ojcze: M.I.

Strona macierzyńska: Rak H/O do wujka.

Historia osobista:

Dieta: Chleb+++

Awersja: Nieszczególne

Thirst : Mała ilość w dużym odstępie czasu. 2 litry dziennie.

Eliminacje:

Mocz: Zadowalające.

Stołek. Zadowalające.

Pot: Aksamitka, Całe ciało w lecie

Termicznie : Ambithermalny

Sen : Orzeźwiający

Sny: Codzienna rutyna

Konstytucja: Avg zbudowany

Waga : 56 kg

Historia menstruacyjna:

Menarche w wieku 16 lat. Opóźnione

Odstęp czasowy 30 dni

Znikomy przepływ przez 3 dni

Zakrzepy obecne

Umysł:

Słowa pacjenta: Poprzednio byłem wesoły i niegrzeczny. Byłem gwiazdą mojej rodziny. Cieszę się każdą sekundą mojego życia. Śmiej się, chichocz i baw się dobrze.

Po ślubie, dominacja siostry prawa i matki prawa.

Zaraz po moim małżeństwie moi rodzice zmarli. Dla mnie szok.

Mój mąż jest uległy. On nie bierze udziału w żadnych sytuacjach. Mój szwagier zbytnio mnie martwi. On mnie obraża, więc czuję smutek.

Nie rozmawiam z nikim w mojej rodzinie. Róbcie co do mnie należy i idźcie spać. Lubię leżeć z zamkniętymi oczami.

Choć w środku jestem smutny, to jednak pokazuję, że jestem szczęśliwy na zewnątrz.

Stałem się powolny w pracy i myśleniu.

O/E: Badanie okołobrzuszne: Brak czułości

Dochodzenie zakończone:

USG Brzuch : Złożona torbiel w prawym jajniku. Grubość endometrium jest cienka.

AMH jest wysoki.

Pracuję nad sprawą;

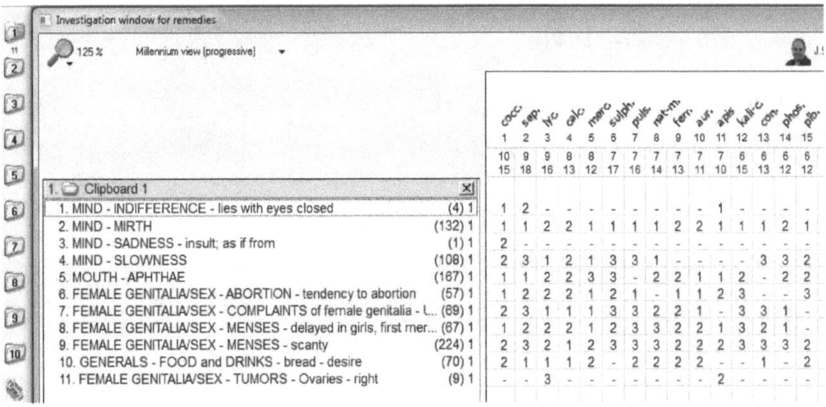
Investigation window for remedies
125 % Millennium view (progressive)
1. Clipboard 1

		cocc.	sep.	lyc	calc	merc	sulph.	puls.	nat-m.	ferr.	aur.	apis	kali-c	con.	phos.	plb.
		1	2	3	4	5	6	7	8	9	10	11	12	13	14	15
		10	9	9	8	8	7	7	7	7	7	7	6	6	6	6
		15	18	16	13	12	17	16	14	13	11	10	15	13	12	12
1. MIND - INDIFFERENCE - lies with eyes closed	(4) 1	1	2	-	-	-	-	-	-	-	-	1	-	-	-	-
2. MIND - MIRTH	(132) 1	1	1	2	2	1	1	1	1	2	2	1	1	1	2	1
3. MIND - SADNESS - insult; as if from	(1) 1	2	-	-	-	-	-	-	-	-	-	-	-	-	-	-
4. MIND - SLOWNESS	(108) 1	2	3	1	2	1	3	3	1	-	-	-	-	3	3	2
5. MOUTH - APHTHAE	(167) 1	1	1	2	2	3	3	-	2	2	1	1	2	-	2	2
6. FEMALE GENITALIA/SEX - ABORTION - tendency to abortion	(57) 1	1	2	2	2	1	2	1	-	1	1	2	3	-	-	3
7. FEMALE GENITALIA/SEX - COMPLAINTS of female genitalia - l...	(69) 1	2	3	1	1	1	3	3	2	2	1	-	3	3	1	-
8. FEMALE GENITALIA/SEX - MENSES - delayed in girls, first mer...	(67) 1	1	2	2	2	1	2	3	3	2	2	1	3	2	1	-
9. FEMALE GENITALIA/SEX - MENSES - scanty	(224) 1	2	3	2	1	2	3	3	3	2	2	2	3	3	3	2
10. GENERALS - FOOD and DRINKS - bread - desire	(70) 1	2	1	1	1	2	-	2	2	2	2	-	-	1	-	2
11. FEMALE GENITALIA/SEX - TUMORS - Ovaries - right	(9) 1	-	-	3	-	-	-	-	-	-	-	2	-	-	-	-

Ostateczna recepta: Lycopodium Clavatum z powodu tendencji do aborcji i prawej torbieli jajnika.

Lycopodium Clavatum 30 trzy dawki. OD

SL BD x 15 dni

Kontynuuj:

29/1/2018

Pojawił się wrzód na ustach. Czerwonawy wygląd <pikantne jedzenie.

4SL BD podane x 10 dni

10/02/2018: Czuję się świeżo. Generale, dobrze. Obiektywy pojawiły się z mod. flow.

Brak bólu brzucha podczas zmysłów. SL podane x 15 dni.

27/3/2018: Znowu zaburzony psychicznie.

Likopodium 30x 3 dawki ODx3Dni.

SL x 10days Adviced USG Pelvis.

20/4/2018: Generale, dobrze. Czuję się świeżo.

USG miednica wykazuje prawidłowe jajniki z dobrą endometrium.

NEXT MONTH: Patient Conceived.

Dom Opieki nad Łabędziem (Macierzyństwo i Pielęgniarstwo) Dr. **Sumant Kulkarni**

1028, B Wing, kompleks Pratik, ST Stand Road,
W pobliżu szkoły Bapat Bal, Sangli - 416416

ginekolog i położnik

Nazwisko: Pani Sneha Chanda. **Wiek/Płeć: 28 lat/Kobieta**
REF.By-Dr.Piyu Uttamchandani **Data: 15/01/2016 r.**

USG PELVIS

Pęcherz moczowy: jest rozdmuchiwany i odkrywa normalne kontury. Grubość ścian jest normalna.

Macica: jest odwrócona i antyfleksyjna . Pokazuje on normalny rozmiar, kształt. 7,9 x 4,4 x 3,9 cm. Myometrium wykazuje jednorodną echoteksturę. Nie zanotowano żadnych zmian ogniskowych. **Endometrium jest normalne w echoteksie. Grubość endometrium wynosi 1 mm.**

Jajniki:

W prawym jajniku znajduje się torbiel o wymiarach 3,97 x 2,98 x 3,36 cm z gęstym wnętrzem.

echo i przegroda. Złożona torbiel.

Lewy jajnik jest normalnej wielkości i kształtu.

Nie widziano żadnych mas adnexowych.
Nie ma wolnego płynu w woreczku Douglasa.

Opinia: USG PELVIS ujawnia torbiel prawego kompleksu.

Kindly Correlate Clinical. **PRZED LECZENIEM**

Skulkarni...

Dom Opieki nad Łabędziem (Macierzyństwo i Pielęgniarstwo) Dr. **Sumant Kulkarni**

1028, B Wing, kompleks Pratik, ST Stand Road, ginekolog i położnik
W pobliżu szkoły Bapat Bal, Sangli - 416416

Nazwisko: Pani Sneha Chanda. Wiek/Płeć: 28 lat/Kobieta
REF.By-Dr.Piyu Uttamchandani Data: 18/04/2016 r.

USG PELVIS

Pęcherz moczowy: jest rozdmuchiwany i odkrywa normalne kontury. Grubość ścian jest normalna.

Macica: jest odwrócona i antyfleksyjna . Pokazuje on normalny rozmiar, kształt. 7,9 x 4,4 x 3,9 cm. Myometrium wykazuje jednorodną echoteksturę. Nie zanotowano żadnych zmian ogniskowych. Endometrium jest normalne w echoteksturze i grubości. Grubość endometrium wynosi 6,8 mm.

Jajniki: Prawy jajnik jest normalnej wielkości i kształtu. 3,6 x 2,8 x 2,0 cm3 (Vol-10 ccs)
Lewy jajnik jest normalnej wielkości i kształtu. 2,3 x 1,6 x 1,8 cm (vol-8ccs)

Nie widziano żadnych mas adnexowych.
Nie ma wolnego płynu w woreczku Douglasa.
PO LECZENIU HOMEOPATYCZNYM

Kindly Correlate Clinical.
Skulkarni.

Wniosek: Likopodium ma dobre działanie na żeński układ rozrodczy.

Wyniki:

Wszyscy uczestnicy zgłosili znaczną poprawę w zakresie PCOS; odnotowano również jednoczesną poprawę w zakresie cyklu miesiączkowego i ogólnego stanu zdrowia.

Wniosek: Niniejsze badanie pokazuje potencjalne korzyści z indywidualnego leczenia homeopatycznego w PCOS.

REFERENCJA -

1) Choudhary A, Jain S, Chaudhari P. Częstość występowania i symptomatologia zespołu policystycznych jajników u indyjskich kobiet: czy częstość występowania jest rosnąca? International Journal of Reproduction, Contraception, Obstetrics and Gynecology. 2017 Oct 28; 6(11):4971-5.
2) De Schepper, L. (2011). Osiągnięcie i utrzymanie symilimum (4thed.). Indie: B. Jain.
3) De Schepper, L. (2010). Hahnemannowski podręcznik klasycznej homeopatii dla zawodowych Indii: B. Jain.
4) Kayne, L. R., &Kayne, S. B. (2007). Zalecenie homeopatyczne. Londyn: Pharmaceutical Press. pp.3e8, 11e31.
5) Kayne, S. B. (Ed.). (2008). Praktyka homeopatyczna. Londyn: Pharmaceutical Press. str. 1-5, 63-73,124.
6) Watson, I. (2009). Repertoryzacja. Odebrane z: http://hpathy.com/homeopathy-repertory/repertorisation/.
7) Malik, Nancy. (2015). Ostatnie postępy w badaniach nad nanocząsteczkami w Homeopatii. Homeopatia 4 Wszyscy. 12.

Następny tom: 2 (Już wkrótce)

Homeopatyczny przypadek przyjmowania PCOS .

Miasmatyczne podejście w PCOS .

Różne perspektywy załatwiania spraw PCOS .

Repertorium stosowane w obudowach PCOS .

Rubiny używane do przepisywania przypadków PCOS.

Szczegółowe omówienie sprawy z dokumentami dotyczącymi postępowania wyjaśniającego przed i po nim .

O książce:

Definicja PCOS doprowadziła do imponującego wzrostu zainteresowania naukowców tym zaburzeniem, które powinno być dalej ukierunkowane na poprawę zindywidualizowanego podejścia klinicznego, a w konsekwencji strategii terapeutycznych.

W tej książce opisano najistotniejsze i najnowsze doniesienia dotyczące PCOS, również autor pokrótce omówił patofizjologię choroby i zagłębił się w jej kryteria diagnostyczne. W całej literaturze autor opisał złożoność PCOS pod względem wprowadzenia PCOS, światowej chorobowości PCOS, patofizjologii, diagnostyki, schorzeń oraz odpowiedniego, delikatnego podejścia do leczenia, którego wymaga.

To specjalne wydanie ma na celu opublikowanie przełomowych badań, które mogą otworzyć nowe scenariusze i zmienić perspektywę tematu.

Homeopatia działa najlepiej w przypadkach PCOS!

O Autorze:

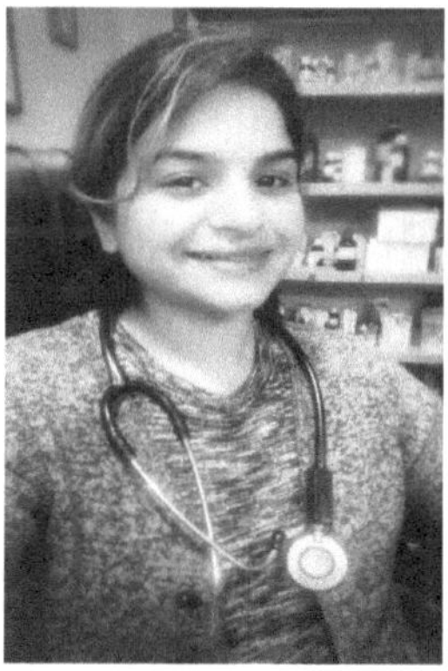

Piyu Amit Uttamchandani M.D. Homeopata z Indii jest lekarzem i badaczem w dziedzinie PCOS i niepłodności od 7 lat. Jest dobra w leczeniu przypadków PCOS i niepłodności przez Homeopatyczne Nanocząsteczki, gdzie zawodzi medycyna konwencjonalna. Przedstawiła różne międzynarodowe prace na temat PCOS. Pisze o pracach badawczych prowadzonych na różne wymagane tematy medyczne.

Kolibri 360 GmbH
Ferdinand-Jühlke-Straße 7
99095 Erfurt, Deutschland
produktsicherheit@kolibri360.de

Druck:
CPI Druckdienstleistungen GmbH
im Auftrag der
Kolibri 360 GmbH
Ferdinand-Jühlke-Str. 7
99095 Erfurt